Barth

Therapie-Tools
Psychodynamische Interventionen

Online-Material auf psychotherapie.tools

Mit dem untenstehenden Freischalt-Code erhalten Sie die digitalen Arbeitsmaterialien aus diesem Buch. Hierfür ist eine Registrierung auf psychotherapie.tools notwendig:

1. psychotherapie.tools/online-material öffnen.
2. Freischalt-Code eingeben.
3. Auf »Freischalt-Code einlösen« klicken. Der Code ist einmal gültig.
4. Im Warenkorb auf »Credits einlösen« klicken und Vorgang nach Login abschließen.
5. Arbeitsmaterialien nutzen.

Die Arbeitsmaterialien stehen Ihnen in Ihrem Kundenkonto unter »Mein Material« dauerhaft zur Verfügung. Sie sind für Ihren persönlichen Gebrauch bestimmt.
Als Institution mit mehreren Nutzer:innen wenden Sie sich bitte an vertrieb-psychotherapie.tools@beltz.de

PA753J5NHF

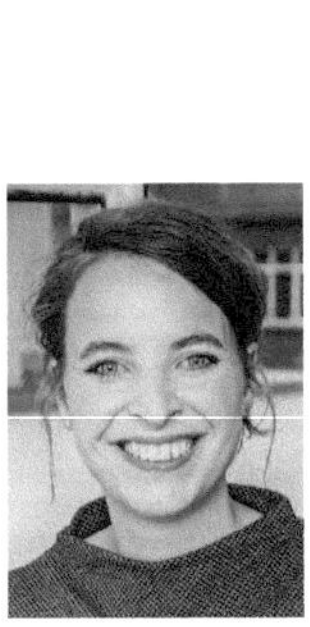

Dr. Lena Barth, Psychologische Psychotherapeutin (Tiefenpsychologisch fundierte Psychotherapie), arbeitet seit 2015 an der Medical School Hamburg im Bereich Forschung und Lehre. Ihre Forschungstätigkeit konzentriert sich auf das Konzept der Ambiguität sowie die Anpassung analytischer Theoriebildung im Kontext alternativer Familienmodelle. Zuletzt leitete sie den Ausbildungsgang Tiefenpsychologisch fundierte Psychotherapie am Hafencity Institut für Psychotherapie. Dr. Lena Barth ist zudem in eigener Praxis als Psychotherapeutin und Supervisorin tätig.

Lena Barth

Therapie-Tools Psychodynamische Interventionen

Mit Online-Material

BELTZ

Dr. Lena Barth
Praxis für Psychotherapie & Supervision
Elbchaussee 20
22765 Hamburg
www.tiefenpsychologie-barth.de

MIX
Papier | Fördert gute Waldnutzung
FSC® C089473

Dieses Buch ist erhältlich als:
ISBN 978-3-621-29033-3 Print
ISBN 978-3-621-29034-0 E-Book (PDF)

1. Auflage 2024

Lektorat: Andrea Glomb
Einbandgestaltung: Lina Marie Oberdorfer
Herstellung: Victoria Larson
Satz: WMTP Wendt-Media Text-Processing GmbH, Birkenau
Gesamtherstellung: Beltz Grafische Betriebe, Bad Langensalza
Beltz Grafische Betriebe ist ein klimaneutrales Unternehmen (ID 15985-2104-100).
Printed in Germany

Weitere Informationen zu unseren Autor:innen und Titeln finden Sie unter: www.beltz.de

Inhalt

Verzeichnis der Arbeits- und Informationsblätter

10 Die Psychodynamik der Abhängigkeitserkrankungen 148

11 Die Psychodynamik der Essstörungen 159

12 Die Psychodynamik der Schizophrenie 169

13 Die Psychodynamik der Persönlichkeitsstörungen 178

Vorwort

> »Sie sind so jung, so vor allem Anfang, und ich möchte Sie, so gut ich es kann, bitten, lieber Herr, Geduld zu haben gegen alles Ungelöste in Ihrem Herzen und zu versuchen, die Fragen selbst liebzuhaben wie verschlossene Stuben und wie Bücher, die in einer sehr fremden Sprache geschrieben sind. Forschen Sie jetzt nicht nach den Antworten, die Ihnen nicht gegeben werden können, weil Sie sie nicht leben könnten. Und es handelt sich darum, alles zu leben. Leben Sie jetzt die Fragen. Vielleicht leben Sie dann allmählich, ohne es zu merken, eines fernen Tages in die Antwort hinein.
>
> Rainer Maria Rilke, Brief an Franz Xaver Kappus, 1903, 23

Das folgende Buch ist ein Experiment. Es stellt einen Versuch dar, die umfangreiche psychodynamische Perspektive sowie daraus folgende therapeutische Methoden (und technische Anwendungen) zusammenzufassen. Dabei möchte ich betonen, dass dieses Buch weder einen Anspruch auf Vollständigkeit in Bezug auf das theoretische Gebilde oder die therapeutischen Implikationen noch auf die Komplexität und den durchaus auch philosophischen Tiefgang vorhandener psychodynamischer Überlegungen erhebt. Die Herausforderung innerhalb des vorliegenden Buches lag viel mehr darin, einen Überblick zu schaffen, sowie, entsprechend der Reihe, störungsspezifische Interventionen daraus abzuleiten. Aufgrund der psychodynamisch hergeleiteten Ätiopathogenese, welche sich von anderen Therapieschulen unterscheidet, stellte diese Herangehensweise eine besondere Anforderung dar. Eigene Grenzen versuchte ich mit der Hoffnung zu überwinden, Freude am psychodynamischen Denken zu wecken und einen bunten Einstieg in die komplexe Welt der psychodynamischen Psychotherapie zu gewährleisten. Das Buch soll Mut machen, schulenübergreifend über die eigene Arbeit mit Patient:innen nachzudenken, um damit fachlich nachvollziehbar und in Teilen auch integrativ zu arbeiten.

Alle im und am therapeutischen Prozess beteiligten Menschen bringen eine eigene Geschichte und eine damit einhergehende Symbolik mit. Durch diese Herangehensweise kann Psychotherapie die Ambiguität als das Aushalten von Vielheit und Vagheit fördern und langfristig die Freude an der Arbeit mit der eigenen Geschichte und der unseres Gegenübers erhalten. Die Förderung und Erhaltung von Ambiguität verstehe ich nicht nur als einen therapeutischen Prozess, sondern auch gesellschaftlich als wichtige Errungenschaft, die das gegenseitige Interesse und Verständnis füreinander bestärkt. Es erfordert jedoch großen Mut, Vielheit und Vagheit zuzulassen. Der Prozess des Schreibens fühlte sich an mancher Stelle ähnlich herausfordernd an und ich selbst versuchte mich an Rainer Maria Rilkes (1903, S. 23) Perspektive zu halten, die »Fragen selbst liebzuhaben«. Möge das vorliegende Buch Ihnen Lust machen, Fragen zu stellen, offene Räume etablieren und aushalten zu können, auch ohne eigene Antworten zu kennen, um diese gemeinsam mit unseren Patient:innen zu erforschen.

Bedanken möchte ich mich von ganzem Herzen bei Frau Glomb für ein hochkompetentes und immer freundliches Lektorat, bei Lina und Theresa für großartige fachliche Einwände und das genaue Hinschauen, bei Barbara für die fachliche Inspiration und unsere Freundschaft, die daraus entstand. Vor allem aber möchte ich meiner Familie für die unglaubliche Unterstützung im Hintergrund danken – nur dadurch konnte dieses Buches entstehen.

Das Buch selbst möchte ich Felix widmen.

Hamburg, im Frühling 2024 *Lena Barth*

I Grundlagen des psychodynamischen Arbeitens

1 Einführung

»Menschen sind doch das Wertvollste,
das man gewinnen kann.«
Sigmund Freud, Brief an C.G. Jung, 1910, S. 154

Die Psychoanalyse (altgriechisch »Untersuchung der Seele«), begründet durch Sigmund Freud um 1899, gilt als eine anthropologische Disziplin, die das menschliche Erleben und Verhalten als das Ergebnis komplexer Interaktionen zwischen bewussten und unbewussten psychischen Prozessen erforscht und therapeutisch behandelt. Sie zeichnet sich über einen theoretischen, methodischen und therapeutischen Pluralismus aus. Daher wird die Psychoanalyse nicht nur als psychologische Theorie betrachtet, sondern auch als Kulturtheorie, psychotherapeutische Behandlungsform und Methode zur Selbsterfahrung. Aus der Psychoanalyse haben sich die verschiedenen Schulen der Tiefenpsychologie entwickelt. Die tiefenpsychologisch fundierte Psychotherapie, welche im deutschsprachigen Raum einzigartig zumeist ihre Anwendung findet, setzt den psychoanalytischen Hintergrund in der psychotherapeutischen Praxis in einer modifizierten Weise um. Dies zeigt sich in einer aktiveren Gesprächsführung und der Integration anderer Technikelemente. Die theoretische Grundlage stützt sich auf die Control-Master-Theory und die relationale Analyse (Jaeggi, 2005).

Psychoanalyse. In der klassischen Psychoanalyse wiederholen Patient:innen in der Beziehung zu dem / der Psychoanalytiker:in pathologische primäre Beziehungsmuster, die sich durch eine sehr lange Phase der Abstinenz von der Übertragung zur Übertragungsneurose steigern. Durch ein korrigierendes Erleben und die Einsicht (via Deutung) soll sich diese Dynamik langfristig auflösen.

Tiefenpsychologie. In der tiefenpsychologisch fundierten Therapie hingegen wird die Entwicklung einer Übertragungsneurose anders betrachtet. Die Fokussierung liegt auf Übertragungsanteilen im Verhältnis zu Realbeziehungen, wobei potenzielle negative Übertragungen (s. Abschn. 3.1) zeitnah bearbeitet werden sollen. Zudem zeichnet sich die Zielorientierung in der tiefenpsychologisch fundierten Psychotherapie durch eine klare Fokussierung, kontinuierliche Kommunikation über Ziele und Abstimmung von expliziten Zielen mit unbewussten Grundlagen aus.

Demnach zeigt sich im Rahmen der Psychoanalyse ein Anspruch, sich mit der Lösung der Grundkonflikte und entsprechenden Persönlichkeitsstrukturen zu beschäftigen, während sich die tiefenpsychologisch fundierte Psychotherapie mehr mit den aktuellen unbewussten Konflikten beschäftigt, die als Abkömmlinge der Grundkonflikte im aktuellen Erleben der Patient:innen zur Symptombildung und aktuellen Krise beitragen. Der Oberbegriff *Psychodynamische Therapien* wird für die Verfahren der Psychoanalyse sowie der tiefenpsychologisch fundierten Psychotherapie genutzt, welcher in Anlehnung an die internationale Literatur auch in diesem Buch überwiegend verwendet wird. Die psychodynamischen Therapien zählen heute zu den häufigsten angewandten psychotherapeutischen Behandlungsmethoden.

Definition

Der Terminus **Psychodynamik** verweist auf eine spezifische Dynamik im Unbewussten, die darauf abzielt, ein homöostatisches Gleichgewicht zu erhalten, indem sie konflikthafte Wünsche und Bedürfnisse kompromissartig löst und in diesem Prozess Symptome hervorruft. Diese intrapsychischen Konflikte resultieren infolge von Verdrängungsprozessen, wobei sie dennoch in der Psyche aktiv und wirksam bleiben. Spezifische Abwehrmechanismen, die den psychischen Organismus vor unangenehmen Affekten schützen sollen, unterstützen diesen Versuch der psychischen Verdrängung.

Der psychodynamischen Methode stehen verschiedene Techniken zur Verfügung, um diese innerpsychischen Konflikte aufzudecken und zu bearbeiten:

- **Klären**: Der gemeinsame Versuch, Gedanken, Gefühle oder Konflikte zu veranschaulichen, zu präzisieren und verständlicher zu machen. Ziel ist es, die bewusste Wahrnehmung und das Verständnis für psychische Prozesse zu fördern, die zuvor unklar oder verworren waren.
- **Konfrontieren**: Aufzeigen von widersprüchlichem oder verdrängtem Verhalten oder Denken, um unbewusste Konflikte und Abwehrmechanismen zu verdeutlichen. Diese Technik ermutigt den / die Betroffene:n, sich bewusster mit den eigenen inneren Konflikten auseinanderzusetzen und diese anzuerkennen.
- **Deuten**: Ausführen von Hypothesen unbewusster Konflikte, Motive oder Symbole auf Basis von Äußerungen, Träumen oder Verhaltensweisen des / der Betroffenen. Durch die Deutung können tiefere Einblicke in die psychische Dynamik gewonnen werden, um Patient:innen ein besseres Verständnis der inneren Prozesse zu vermitteln und somit Veränderungen zu ermöglichen.

Die psychodynamische Perspektive geht ferner von dem sogenannten Wiederholungszwang aus, welcher die fortwährende Wiederholung des ungelösten Konfliktthemas über das Symptom selbst, aber auch über die Interaktionen mit der Außenwelt steuert. Diese interaktionelle Dynamik soll auch in der therapeutischen Situation entstehen, um ein Innehalten und Betrachten zu ermöglichen, und im weiteren Verlauf Handlungsoptionen und Veränderungsmöglichkeiten entstehen zu lassen. Die Therapie soll dabei eine Unterbrechung dieser Wiederholung erzielen.

Therapeutische Haltung und Beziehung

Jeder Mensch und jede Biografie werden als überaus individuell verstanden und damit besteht die Annahme, dass auch das Symptom selbst einen persönlichen Ausdruck darstellt. Vor allem über die therapeutische Beziehung und die damit verbundene therapeutische Haltung von Neutralität, Anonymität und Abstinenz sollen Phänomene der Übertragung und Gegenübertragung eine mögliche Plattform für diese Wiederholung und das damit assoziierte Symptom bieten.

- **Abstinenz**: Die Abstinenzregel beschreibt den behandlungstechnischen Grundsatz der weitestgehenden Nichtbefriedigung der Gefühle und Wünsche, die bei Patient:innen in Bezug auf das therapeutische Gegenüber durch die Übertragung hervorgerufen werden. Außerdem meint sie die Enthaltungsverpflichtung im Rahmen der Gegenübertragung. Triebwünsche des / der Patient:in sollen nicht befriedigt, sondern bewusst gemacht werden. Eigene Bedürfnisse sollen zudem nicht durch die therapeutische Situation beantwortet werden.
- **Neutralität**: Die Neutralität bezeichnet die Haltung von Therapeut:innen bei der Behandlung, diese nicht aufgrund religiöser, moralischer oder sozialer Werte oder Ideale zu lenken und sich jedes Rates zu enthalten.
- **Anonymität**: Der / Die Therapeut:in soll als leere Projektionsfläche keine Hinweise auf die eigene Persönlichkeit, das Privatleben sowie eigene Einstellungen geben und mit der nötigen »Kühle des Chirurgen« (Freud, 1912) ans Werk gehen. Die Anonymität wird heute als fiktiv beschrieben.

Der psychodynamische Behandlungsraum soll möglichst offen (und damit wenig direktiv) gestaltet sein, wie eine »Theaterbühne« (Thomä & Kächele, 2006), auf der vergangene Beziehungserfahrungen in Szene gesetzt werden. Nach Zwiebel (2019) bestehe die therapeutische Beziehung (neben den benannten drei Grundpfeilern) vor allem aus gleichzeitigen Bipolaritäten:

- Teilnahme – Beobachtung
- Erleben – Denken
- Ungewissheit – Überzeugung
- Assoziieren – Fokussieren.

Therapeutische Intention

Die Idee der Dichotomie bzw. gleichzeitig auftretenden gegensätzlichen Bestrebungen wiederholt sich in nahezu allen psychodynamischen Konzepten. Laut dieser besteht der Mensch aus einer bipolaren Struktur, die von anfänglich gegensätzlichen Tendenzen beeinflusst und gelenkt wird. Die individuelle Entwicklung stellt einen dialektischen Prozess dar, in dem scheinbar unvereinbare Gegensätze allmählich in eine harmonische Einheit integriert werden (Mentzos, 2017). Ursprünglich bezieht sich diese Grundlage auf die Triebtheorie Freuds, welche das fortwährende Koexistieren von Lebens- und Todestrieb beschreibt. Eine psychophysische Homöostase kann demzufolge nur in der Akzeptanz von Ambivalenz und Ambiguität bestehen, welche gleichermaßen progressive (Eros = Lebenstrieb) und regressive (Thanatos = Todestrieb) Strebungen beinhalten kann.

- **Ambivalenz**: Die Ambivalenz bezeichnet das gleichzeitige Vorhandensein von gegensätzlichen Gefühlen, Einstellungen oder Wünschen gegenüber einer Person, einer Situation oder einem Objekt. Dabei empfindet eine Person sowohl positive als auch negative Emotionen oder Haltungen in Bezug auf dasselbe Ereignis oder dieselbe Person. Diese gleichzeitige Existenz widersprüchlicher Gefühle kann zu inneren Konflikten führen und die Entscheidungsfindung erschweren. Ambivalenz ist ein wichtiger Begriff in der Auseinandersetzung mit komplexen emotionalen Erfahrungen und Beziehungen.
- **Ambiguität**: Die Ambiguität bezieht sich auf die Mehrdeutigkeit oder Vagheit in Bezug auf die Bedeutung einer sprachlichen Äußerung, eines Ausdrucks oder einer Information. Eine Aussage oder Situation ist ambig, wenn sie verschiedene Interpretationen oder Verständnismöglichkeiten zulässt. Die Ambiguitätstoleranz weist Parallelen zum Konzept der *Negative Capability* nach Bion (1970) auf. Mit dieser beschreibt er die Haltung, in einer therapeutischen Situation im Zweifel verharren zu können, ohne voreilig eine Entscheidung zu treffen.

Das Hauptziel im therapeutischen Kontext ist es, über die Deutung unbewusste Konflikte bewusst zu machen, um somit in ein psychophysisches Gleichgewicht zu finden. Dafür werden aufdeckende therapeutische Interventionen genutzt, um Erkenntnisse über sich selbst, die eigene Biografie und folglich auch über das als kommunikativ verstandene Symptom zu gewinnen. Die von Freud entwickelte *Methode der freien Assoziation* soll den Betroffenen erlauben, ihre Gedanken und Gefühle möglichst ungehemmt auszudrücken. Ein roter Faden des Unbewussten soll so identifiziert werden. Die therapeutische Antwort auf die *freie Assoziation* des/der Betroffenen ist die *gleichschwebende Aufmerksamkeit*. Diese erfordert, dass das therapeutische Gegenüber das eigene Unbewusste als empfangendes Organ für das des/der Betroffenen nutzt. Es bedeutet für Therapeut:innen, allen Inhalten gleiche Aufmerksamkeit zu schenken, ohne Vorurteile oder Nachfragen. Es erfordert das Lösen vom Inhalt, das Erkennen von unausgesprochenen Botschaften und das Zulassen intuitiver Einfälle, um in Kontakt mit nicht symbolisierbarem Material zu treten. Die Symbolbildung wird durch Freud als reife Fähigkeit, als Vorstufe zur Begriffsbildung und als unbewusster Ersatz für den Begriff im Bewussten beschrieben. Dementsprechend wird aus frühkindlich bildhaftem somatischem Erleben Sprache und Erleben symbolisiert. Die Offenlegung des körperlichen und seelischen Leidens eröffnet die Möglichkeit, etwas über sich zu verstehen und dadurch das Symptom heilen oder mindern zu können. Aus diesem erkenntnisgeleiteten Arbeiten können neue Perspektiven entstehen, um nicht nur einen anderen Umgang, sondern auch ein anderes Gefühl im Zusammenhang mit dem Symptom in den Lebensalltag zu integrieren:

> »[…] die Erforschung des Unbewussten in seinem Einfluss auf psychische Symptombildung, mit dem Ziel, dauerhaft dem Patienten zu ermöglichen, unbewusste Konflikte und Phantasien zu erkennen und ihre determinierende Wirkung auf sein Fühlen, Denken und Handeln zu verändern, [kann] auch weiterhin als das Alleinstellungsmerkmal der Psychoanalyse gelten« (Leuzinger-Bohleber & Weiß, 2014, S. 17).

Wenn dies gelingt und dadurch die Abwehrformation entkräftet wird, so kann das Symptom in den Hintergrund rücken und die Fähigkeit zur Selbstanalyse gestärkt werden. Blagys und Hilsenroth (2000) fassen das psychodynamische Arbeiten mithilfe von sieben Kernaspekten zusammen:
(1) Auf Gefühle fokussieren
(2) Abwehrformation erkennen
(3) Wiederkehrende Muster suchen
(4) Erfahrungen verarbeiten
(5) Beziehungen der Patient:innen analysieren
(6) Therapeutische Beziehung
(7) Fantasie erforschen

Zusammenfassend liegen die besonderen Merkmale des psychodynamischen Ansatzes in der Anerkennung unbewusster Phänomene, einer starken Fokussierung auf zwischenmenschliche Beziehungen und der entsprechenden therapeutischen Haltung.

Arbeits- und Informationsmaterial

INFO 1 Übersicht: Vordenker:innen der Psychoanalyse

Das Informationsblatt soll einige wichtige Vordenker:innen der Psychoanalyse mit einer kurzen Biografie und den jeweiligen Forschungsschwerpunkten vorstellen.

INFO 2 Leitfaden für ein psychodynamisches Behandlungsangebot

Das Informationsblatt soll dem / der Behandelnden Kriterien für ein psychodynamisches Behandlungsangebot, unabhängig vom Störungsbild, aufzeigen. Es soll zusätzlich bei der Auswahl von Patient:innen unterstützen, die sich gut für ein psychodynamisches Behandlungsangebot eignen.

INFO 3 Therapieschulen im Vergleich

Dieses Informationsblatt differenziert die unterschiedlichen Therapieschulen voneinander. Anhand der Kategorien Ätiologiekonzept, Therapieziele, Zeitperspektive und Interventionen lassen sich Unterschiede, aber auch Ähnlichkeiten aufweisen. Es kann zudem bei der Zuweisung von Patient:innen helfen.

AB 1 Supervisionsprotokoll

Das Arbeitsblatt kann von dem / der Behandelnden ausgefüllt und mit in die Supervision genommen werden. Es soll dabei helfen, die Übersicht über die Inhalte der Therapie, vor allem aber auch die impliziten Erlebnisse regelmäßig zusammenzufassen.

AB 2 Stundendokumentation

Das Arbeitsblatt liefert eine Vorlage für eine Stundendokumentation und soll dabei unterstützen, den wöchentlichen Überblick über die bewussten und unbewussten therapeutischen Prozesse zu behalten. Im Verlauf der Behandlung ist es immer wieder sinnvoll, in vergangene Stundendokumentationen zu schauen, auch um unbewusste Veränderungen im Übertragungsraum zu identifizieren.

AB 3 Therapiedokumentation

Das Arbeitsblatt liefert eine Vorlage für eine Therapiedokumentation und soll dabei unterstützen, einen guten Überblick zu behalten. Neben vielen offenen Räumen innerhalb der Therapie ist es umso wichtiger, die Struktur im Außen gut zu wahren. Das Arbeitsblatt kann zur Übersichtlichkeit in die Akte kopiert werden.

AB 4 Psychopathologischer Befund

Das Arbeitsblatt fasst die Kategorien des psychopathologischen Befunds zusammen. Diese werden für den Bericht an den / die Gutachter:in benötigt.

AB 5 Notizen für den Bericht an den Gutachter

Das vorliegende Informationsblatt fasst die Kategorien des Berichts an den / die Gutachter:in zusammen und soll dabei helfen, bereits innerhalb der Erstgespräche einige Gedanken und Assoziationen zu den verschiedenen Kategorien zu notieren.

Übersicht: Vordenker:innen der Psychoanalyse

Sigmund Freud (1856–1939)
Sigmund Freud war ein österreichischer Neurologe und der Begründer der Psychoanalyse. Geboren am 6. Mai 1856 in Freiberg, Mähren (heute Příbor, Tschechien), studierte er Medizin in Wien. Freud entwickelte Theorien über das Unbewusste, die Traumdeutung, Abwehrmechanismen und die Struktur der Persönlichkeit. Zu seinen bekanntesten Werken gehören »Die Traumdeutung« und »Drei Abhandlungen zur Sexualtheorie«. Freud hatte einen tiefgreifenden Einfluss auf die Psychologie und seine Ideen haben auch in anderen Disziplinen wie Literatur, Kunst und Kulturwissenschaften Spuren hinterlassen.

Melanie Klein (1882–1960)
Melanie Klein war eine österreichisch-britische Psychoanalytikerin und eine der wichtigsten Figuren in der psychoanalytischen Bewegung. Geboren am 30. März 1882 in Wien, Österreich, widmete sie sich intensiv der Arbeit mit Kindern und entwickelte die Objektbeziehungstheorie. Diese Theorie betont die Bedeutung der frühen Beziehungen des Kindes zu seiner Umgebung und insbesondere zu seinen Eltern. Melanie Klein leistete wichtige Beiträge zur Kinderanalyse und zum Verständnis von unbewussten Konflikten im Kindesalter.

Heinz Kohut (1913–1981)
Heinz Kohut war ein österreichisch-amerikanischer Psychoanalytiker, der als einer der Begründer der Selbstpsychologie gilt. Geboren am 3. Mai 1913 in Wien, Österreich, emigrierte er später in die USA. Kohuts Arbeit konzentrierte sich darauf, die Bedeutung des Selbstgefühls und der Selbstobjekte in der psychischen Entwicklung zu verstehen. Er betonte die Bedeutung von Empathie in der therapeutischen Beziehung und argumentierte, dass die Entwicklung des Selbstgefühls eine entscheidende Rolle in der Persönlichkeitsbildung spielt.

Anna Freud (1895–1982)
Anna Freud war eine österreichisch-britische Psychoanalytikerin und die jüngste Tochter von Sigmund Freud. Geboren am 3. Dezember 1895 in Wien, Österreich, leistete sie bedeutende Arbeit auf dem Gebiet der Kinder- und Jugendpsychiatrie. Sie gilt als Begründerin der Ich-Psychologie. Anna Freud entwickelte spezifische psychoanalytische Techniken für die Arbeit mit Kindern, darunter das Spiel als Ausdrucksmittel für verborgene Konflikte. Sie gründete die Hampstead Child Therapy Course and Clinic in London und trug maßgeblich zur Entwicklung der Kinderpsychoanalyse bei.

Übersicht: Vordenker:innen der Psychoanalyse

Donald Woods Winnicott (1896–1971)
Donald Woods Winnicott war ein britischer Kinderarzt und Psychoanalytiker, der für seine Arbeit im Bereich der Objektbeziehungstheorie und der Entwicklungspsychologie bekannt ist. Er wurde am 7. April 1896 in Plymouth, England, geboren. Winnicott war ein Pionier in der Betrachtung der frühen Beziehung zwischen Mutter und Kind und betonte die Bedeutung einer ausreichend guten Mutter-Kind-Bindung für die gesunde psychische Entwicklung. Er prägte Konzepte wie die »Übergangsobjekte« und die »Übergangsphänomene«, die die psychische Realität des Kindes in der frühen Entwicklung widerspiegeln. Winnicotts Arbeit legte den Grundstein für die moderne Entwicklungspsychologie und beeinflusste zahlreiche Bereiche der Psychotherapie und Pädagogik.

Otto Kernberg (*1928)
Otto Kernberg ist ein amerikanischer Psychoanalytiker, der für seine Arbeit im Bereich der Objektbeziehungstheorie und der Persönlichkeitsstörungen bekannt ist. Er wurde am 10. September 1928 in Wien, Österreich, geboren. Kernberg ist besonders bekannt für seine Arbeiten über Borderline-Persönlichkeitsstörungen und seine Entwicklung der »strukturellen Psychotherapie«. Er betonte die Bedeutung von Objektbeziehungen und die Integration von Affekt, Kognition und Verhalten in der psychotherapeutischen Behandlung. Seine Arbeit hat die moderne Psychotherapie und Psychoanalyse maßgeblich geprägt und ist weiterhin von großer Bedeutung für die klinische Praxis und Forschung.

Leitfaden für ein psychodynamisches Behandlungsangebot

(1) Typische intrapsychische Konflikte

Berücksichtigung von inneren Konflikten, insbesondere solchen, die mit erlebten oder fantasierten Trennungserfahrungen in Verbindung stehen.

(2) Symptomspezifische Beziehungsmuster und Handlungsmodelle

Analyse der Beziehungsmuster und Verhaltensweisen, die spezifisch mit dem jeweiligen Symptom verbunden sind.

(3) Charakteristische Erlebens- und Denkweisen

Identifikation von typischen Denk- und Erlebensweisen im Kontext der Depression.

(4) Vorhandenes Strukturniveau

Einschätzung des psychischen Strukturniveaus, um die angemessene therapeutische Herangehensweise zu bestimmen.

(5) Inszenierung in der Übertragung in den Vorgesprächen

Bewertung, wie sich die beschriebenen Muster in der Beziehung zwischen Therapeut:in und Patient:in während der Vorgespräche zeigen.

(6) Verbindung mit der Biografie

Untersuchung der Verbindung zwischen aktuellen und biografischen Belastungserlebnissen, insbesondere solche, die akut und chronisch fehlverarbeitet wurden und werden.

(7) Positiver Nachweis aktueller und biografischer Belastungserlebnisse

Herausstellen von Belastungserlebnissen, um die Notwendigkeit der Therapie durch den positiven Nachweis von Zusammenhängen mit der Biografie zu unterstreichen.

Therapieschulen im Vergleich

Konzepte	Psychoanalyse	Tiefenpsychologisch fundierten Psychotherapie	Verhaltenstherapie	Systemische Therapie
Ätiologiekonzept	▶ Frühkindliche Triebprozesse ▶ Widerstand ▶ Abwehrmechanismen ▶ Psychosexuelle Entwicklung und Fixierungen ▶ Innerpsychische Konflikte	▶ Frühkindliche Triebprozesse ▶ Widerstand ▶ Abwehrmechanismen ▶ Psychosexuelle Entwicklung und Fixierungen ▶ Innerpsychische Konflikte nach OPD	▶ Dysfunktionale Lerngeschichte ▶ Person-Umwelt-Interaktion ▶ Konzentriert sich auf erlerntes Verhalten und ungünstige Verhaltensmuster ▶ Dysfunktionale Kognitionen, Denkmuster und Denkprozesse, ▶ Mangelnde Fertigkeiten wie kommunikative Fertigkeiten, Problemlösefertigkeiten, Emotionsregulationsfertigkeiten	▶ Familiendynamik verstehen ▶ Interaktion und Kommunikation ▶ Systemisches Denken als ganzheitlicher Ansatz
Therapieziele	▶ regressionsfördernd ▶ Nachreifung persönlicher Grundstruktur ▶ Unbewusste Konflikte erkennen und lösen ▶ Persönliche Entwicklung und Selbstverständnis fördern	▶ begrenzt regressionsfördernd ▶ reifere Verarbeitungen ▶ unbewusster Konflikte in aktuellen Lebensumständen, insbesondere in gegenwärtigen interpersonellen Beziehungen im Fokus ▶ Symptom soll durch ein einzelnes biografisches Korrelat identifiziert werden	▶ Wiederherstellung der Verhaltens- und Lebenskompetenzen ▶ Veränderung von problematischem Verhalten und Symptomen ▶ Erwerb neuer Fertigkeiten und Bewältigungsstrategien ▶ Identifikation und Abbau von dysfunktionalen Denkmustern ▶ Förderung von Selbstbewusstsein und Selbstkontrolle	▶ Verbesserte Kommunikation ▶ Lösung von Dysfunktionen ▶ Stärkung von Ressourcen

Therapieschulen im Vergleich

Konzepte	Psychoanalyse	Tiefenpsychologisch fundierten Psychotherapie	Verhaltenstherapie	Systemische Therapie
Zeitperspektive	▶ 2–4 Behandlungsstunden pro Woche ▶ Behandlung dauert 2-4 Jahre ▶ Erkenntnisse werde aus Vergangenheit generiert	▶ 1–2 Behandlungsstunden pro Woche ▶ Behandlung dauert 1–3 Jahre ▶ Erkenntnisse werden im Hier und Jetzt bearbeitet	▶ 1 Behandlungsstunde pro Woche ▶ Behandlung dauert 1-2 Jahre ▶ Erkenntnisse werden mit Hilfe der Vergangenheit gesucht und im Hier und Jetzt bearbeitet	▶ 1 Behandlungsstunde pro Woche ▶ Aktuelle Probleme ▶ Fokussiert auf das Hier und Jetzt
Interventionen	▶ sitzend und liegend ▶ Biographisches Deuten ▶ Freies Assoziieren ▶ Therapeut:in eher passiv ▶ Übertragungsphänomene der Vergangenheit analysieren ▶ Gegenübertragung deuten ▶ Traumdeutung ▶ Analyse von Widerständen ▶ Deuten in Bezug auf das Vergangenheitsunbewusste	▶ nur sitzend (face to face) ▶ Deuten im Hier und Jetzt ▶ Seltener freies Assoziieren ▶ Therapeut:in aktiv ▶ Übertragungsphänomene im Hier und Jetzt analysieren ▶ Konfliktbezogene Übertragungsmuster werden anhand von Realbeziehungen bearbeitet ▶ Analyse von Widerständen ▶ Deuten in Bezug auf das Gegenwartsunbewusste	▶ Therapeut:in sehr aktiv ▶ Selbstbeobachtung ▶ Behaviorale Interventionen ▶ Kognitive Interventionen ▶ Metakognitive Interventionen ▶ Emotionsfokussierte Interventionen ▶ Training von Fertigkeiten	▶ Therapeut:in sehr aktiv ▶ Fragenstellen ▶ Zirkuläres Fragen ▶ Genogramme ▶ Rollenspiele ▶ Aufstellungsarbeit

AB 1 • T

Supervisionsprotokoll

Datum: ....

Anzahl Therapiesitzungen: ....

Anzahl Supervisionssitzungen: ....

(1) Behandlungsverlauf der letzten Stunden

....

....

....

(2) Fragestellung an die Supervision

....

....

....

(3) Was waren besondere Herausforderungen?

....

....

....

(4) Notizen

....

....

....

....	....
Unterschrift Kandidat:in	Unterschrift Supervisor:in

AB 2 • T

Stundendokumentation

Explizite Ebene

Inhaltliche Aspekte:

....

....

Absprachen:

....

....

Suizidalität:

....

Implizite Ebene

Erste Szene:

....

....

Gegenübertragungsgeschehen:

....

....

Was wurde möglicherweise nicht angesprochen?

....

Gab es Irritationen oder Veränderungen (Widerstandsanalyse)? Wenn ja, welche?

....

Therapiedokumentation

Name Therapeut:in: .... Chiffre Patient:in: ....

Anzahl der Sitzungen gesamt: ....

Sprechstunden: .... Probatorik: .... PTG: .... KZT / LZT: ....

Fach 1: Deckblatt			
Nr.	**Dokumente**	**Liegt vollständig vor**	**Fehlt / Kommentar**
1	Anmeldebogen		
2	Sitzungsübersichtstabelle		
3	Ggf. Atteste und Rechnungen zum Ausfallhonorar		
Fach 2: Sitzungsdokumentation / Verlaufsdokumentation			
Nr.	**Dokumente**	**Liegt vollständig vor**	**Fehlt / Kommentar**
4	Fortlaufend nummerierte Sitzungsprotokolle (chronologische Reihenfolge mit dem aktuellen Datum zuoberst; Punkte 5 & 6 je nach Datum zugeordnet)		
5	Ggf. E-Mail-Kontakt mit Patient:innen		
6	Ggf. Protokolle zu Telefongesprächen		
7	Vorgesprächsprotokoll / Doku des Erstgesprächs		

Therapiedokumentation

Fach 3: Verträge, Anträge, Berichte

Nr.	Dokumente		Liegt vollständig vor	Fehlt / Kommentar
8	Epikrise – bei Beendigung der Therapie			
9	Antragsunterlagen			
	a	Bewilligungsschreiben der Krankenkasse		
	b	Ggf. Schreiben Gutachter:in		
	c	Bericht an den / die Gutachter:in		
	d	Konsiliarbericht		
	e	PTV 2		
	f	PTV 1		
10	PTV 11			
11	Ggf. Berichte (z. B. für Behörden) / Bescheinigungen des Therapeuten / der Therapeutin			
12	Ggf. Berichte über Patient:innen aus Kliniken etc.			
13	Ggf. Schweigepflichtentbindungen			
14	Ggf. Einverständniserklärung für Videobehandlung			
15	Einverständniserklärung für Mailkontakt			
16	Behandlungsvertrag			

Psychopathologischer Befund

Psychopathologischer Befund

Äußeres Erscheinungsbild:

....

....

Bewusstseinsstörungen:

....

....

Orientierungsstörungen:

....

....

Aufmerksamkeits- und Gedächtnisstörungen:

....

....

Formale Denkstörungen:

....

....

Abnorme Befürchtungen und Zwänge:

....

....

Psychopathologischer Befund

Wahn:

....

....

Sinnestäuschungen:

....

....

Ich-Störungen:

....

....

Affektstörungen:

....

....

Antriebsstörungen:

....

....

Circadiane Besonderheiten:

....

....

Andere Störungen:

....

....

Notizen für den Bericht an den Gutachter

Notizen über die erste Szene:

....

....

....

Notizen über soziodemografische Daten:

....

....

....

Notizen zur Symptomatik und Diagnosestellung:

....

....

....

Notizen zum psychopathologischen Befund:

....

....

....

Notizen zum somatischen Befund:

....

....

....

Notizen für den Bericht an den Gutachter

Notizen zur Biografie:

....

....

....

Notizen zur psychodynamischen Einordnung:

....

....

....

Notizen zum Behandlungsplan:

....

....

....

Notizen zum primären und sekundären Krankheitsgewinn:

....

....

....

2 Die psychodynamische Theorie

In diesem Kapitel werden die klassischen psychoanalytischen Konzepte vorgestellt. Die ursprüngliche Perspektive dieser Konzepte entfaltet sich im Rahmen der Weiterentwicklungen. Trotz intensiver Diskussionen um diese besteht auch heute eine hohe Relevanz in der therapeutischen Praxis.

Die Triebtheorie

Die Triebtheorie Freuds beschreibt die Vorstellung, dass menschliches Verhalten und psychische Prozesse wesentlich von endogenen Trieben und Grundbedürfnissen gesteuert werden. Die Triebe können anhand

- ihrer Quelle,
- ihres Objekts (»dasjenige, an welchem oder durch welches der Trieb sein Ziel erreichen kann«, Freud, 1915b),
- ihres Ziels und
- ihres Drangs

unterschieden werden. Nach Freud entspringt der Trieb einem körperlichen Spannungszustand, welcher sowohl die Art- als auch die Selbsterhaltung sicherstellen soll. Triebe werden nach ihrer Entstehung in Primär- und Sekundärtriebe unterschieden. Die Primärtriebe sind von Geburt an vorhanden, der Art- und Selbsterhaltung dienend, während die Sekundärtriebe sich im Verlauf der kindlichen Entwicklung entfalten und soziale Bedürfnisse wie Anerkennung und Sicherheit umfassen. Der Triebdrang, der sich von körperlichen Spannungen ausgehend auf seelische Wirkungen erstreckt (die sogenannten Triebrepräsentanzen), erfolgt unabhängig vom Willen des Bewusstseins. Das Bewusstsein kann jedoch die Umsetzung der Triebwünsche steuern und sogar unterdrücken, um angemessenes Verhalten in der Umwelt sicherzustellen. Die Energie der Triebe, von Freud als »Libido« bezeichnet, strebt nach sofortiger Befriedigung, was er als Lustprinzip bezeichnete.

Der anfänglich beschriebene Anspruch der Psychoanalyse als Kulturtheorie zeigt sich unter anderem darin, dass Freuds Triebtheorie mehrfach überarbeitet wurde, vor allem beeinflusst durch das kriegerische Weltgeschehen. Freud unterschied zunächst zwischen zwei Hauptgruppen von Trieben: den Ich- / Selbsterhaltungstrieben und den Sexualtrieben. In Freuds späteren Arbeiten (ab 1923) differenzierte er zwischen Lebenstrieb (griech. Eros) und Todestrieb (griech. Thanatos). Der Lebenstrieb (Sexual-, Selbsterhaltungs- und Ich-Triebe) umfasst alle Triebe, die das Leben und Bindungen fördern, während der Todestrieb den Drang zur Rückkehr zum Anorganischen und dadurch eine vollständige Spannungsauflösung anstrebt. Diese beiden Triebe wirken in Polarität, können jedoch auch vielfach miteinander vermischt auftreten.

Das topographische Modell

Das topographische Modell des psychischen Apparats versucht, psychische Inhalte basierend auf ihrem Bewusstseinsgrad zu kategorisieren und in Systemen zu ordnen, die von einem Zensor in ihren Beziehungen zueinander reguliert werden:

- Das **Bewusstseinssystem** dient dazu, Konfigurationen von Reizen aus der inneren Welt und der äußeren Realität wahrzunehmen. Es fungiert als Sinnesorgan zur Erfassung psychischer Qualitäten.
- Das **System des Vorbewussten** enthält psychische Inhalte, die zwar derzeit nicht im Bewusstsein präsent sind, aber durch willentliche oder manchmal auch unwillkürliche Aufmerksamkeitslenkung abgerufen werden können.

- Das **System des Unbewussten** setzt sich aus psychischen Inhalten zusammen, die selbst durch gezielte Konzentration nicht ins Bewusstsein gehoben werden können. Es gibt verschiedene Arten unbewusster Prozesse, wobei Freud dem Verdrängten den größten theoretischen Raum gewidmet hat. Dabei handelt es sich um Impulse und Vorstellungen, die vom Individuum und / oder der Kultur als unerwünscht angesehen werden und daher ins Unbewusste verdrängt werden. Therapeutische Erfahrungen haben gezeigt, dass diese verdrängten Inhalte auf entstellte Weise wieder in das Bewusstsein gelangen können, bekannt als Wiederkehr des Verdrängten. Nicht nur das Symptom selbst, sondern auch die Interpretation von Träumen, die sogenannten Freud'schen Versprecher sowie Aspekte von Humor und Übertragungs- und Gegenübertragungsphänomenen bieten eine Möglichkeit, das Unbewusste zu entdecken.
- Der **Zensor** wird beim Gegenspiel von unlustvoller Realität und Triebhaftigkeit an der Grenze zwischen Ich und Unbewusstem angenommen. Dieser funktioniert automatisch und unbewusst und lässt nur so viel ins Bewusstsein zu, wie dem Ich zuträglich ist. Dieser Regulator wirkt wie eine Art Zensur.

Zusammenfassend soll die therapeutische Erfahrung ermöglichen, dass die verdrängten Inhalte sich in entstellter Art wieder Zugang zum Bewusstsein verschaffen können. Dazu wird das responsive therapeutische Gegenüber, das sich für die Botschaften des Unbewussten aufnahmebereit zur Verfügung stellt, benötigt. Die Systeme untereinander werden durch den Zensor reguliert. Das Ziel des Zensors ist die Psyche vor Überflutung von unerträglichen, ängstigenden oder für Beziehungen bedrohlichen Inhalten zu schützen. Dies gelingt über Mechanismen zur Verfremdung von inakzeptablen, im Unterbewusstsein latenten Wünschen, die konstant nach Ausdruck streben. Dies führt dazu, dass diese Wünsche schließlich in Form von Symptomen, Träumen und vergleichbaren Erscheinungen manifest werden, während das Individuum fortwährend die bewusste Anerkennung dieser Wünsche verweigern kann.

Das Strukturmodell

Das Strukturmodell ist ein grundlegendes Konzept in der Psychoanalyse, dass die verschiedenen Teile der Psyche beschreibt und dadurch das topographische Modell erweitert. Das Modell repräsentiert eine dreiteilige Aufteilung der Psyche in das Es, das Ich und das Über-Ich, die die inneren Kräfte und Konflikte, die unser Verhalten und unsere Emotionen beeinflussen, veranschaulicht.

- Das **Es** handelt auf der Grundlage von Trieben und Instinkten und sucht nach sofortiger Befriedigung seiner Bedürfnisse. Das Es ist primärprozesshaft, zeitlos und nicht von moralischen Prinzipien geleitet. Es repräsentiert unsere tiefsten, meist unbewussten Wünsche und Bedürfnisse und ist mit dem Lustprinzip verbunden.
- Das **Ich** ist der Teil der Psyche, der zwischen dem Es und der äußeren Realität vermittelt. Es fungiert als Vermittler und versucht, die Bedürfnisse des Es auf eine sozial akzeptable und realistische Weise zu erfüllen. Das Ich operiert auf der bewussten Ebene und ist mit rationalen Entscheidungen und dem Realitätsprinzip verbunden.
- Das **Über-Ich** repräsentiert die moralischen und ethischen Aspekte der Psyche. Es enthält unsere internalisierten Normen, Werte und Ideale, die wir von unseren Bezugspersonen und der Gesellschaft übernommen haben. Das Über-Ich beurteilt und kontrolliert das Verhalten des Ichs und nutzt Schuld- und Schamgefühle als Regulationsmechanismus, wenn es gegen die internalisierten moralischen Standards verstößt.

Das Strukturmodell von Freud beschreibt die ständigen Wechselwirkungen und Konflikte zwischen diesen drei beschriebenen Instanzen. Konflikte zwischen dem Es, dem Ich und dem Über-Ich können sogenannte neurotische Symptome verursachen, wenn der Druck der aus dem Es und / oder Über-Ich drängenden Wünsche und Verbote zu hoch ist. Die psychodynamischen Therapien zielen darauf ab, diese Konflikte und deren, zur Symptombildung führenden, kompromisshaften Lösungen zu erkennen. Für eine ausgeglichene psychische Entwicklung ist das Anerkennen und Erleben von Widersprüchen und Unvereinbarkeiten von entscheidender Wichtigkeit, denn so können auch schwer aushaltbare Lebens-, Gefühls- und Wunschrealitäten integriert bzw. parallel erlebbar werden.

Zusammenfassung • Grundannahmen der psychodynamischen Therapien

- Kindheitserinnerungen und Traumata beeinflussen die Entwicklung.
- Unbewusste Triebkräfte steuern das Verhalten und Erleben.
- Das Bewusstmachen von unbewusstem Material kann auf Widerstand treffen.
- Konflikte zwischen bewusstem und unbewusstem Material verursachen psychische Störungen.
- Unbewusstes Material zeigt sich in Träumen, Versprechern, misslungenen Handlungen und Witzen.
- Heilung kann erreicht werden durch das Bewusstmachen und Durcharbeiten des Unbewussten.

2.1 Weiterentwicklungen der Psychoanalyse

Kritiker:innen der Entwicklungstheorie von Freud argumentieren, dass diese in modernen Kontexten anders verstanden werden sollte. Die Betonung sollte dabei nicht mehr so stark auf den physischen Aspekten der infantilen Lust, sondern vielmehr auf dem psychosozialen Entwicklungsprozess und der Interaktion zwischen biologischen, kulturellen und sozialen Faktoren gelegt werden. Der gesellschaftliche Kontext zu Freuds Lebzeiten sollte in diese kritischen Anmerkungen jedoch mit einbezogen werden. Die Psychoanalyse hat nach Freuds klassischer Triebtheorie verschiedene Weiterentwicklungen durchlebt, die unterschiedliche Schwerpunkte und Betonungen innerhalb der psychodynamischen Theorie und Praxis setzen. Diese beinhalten die kritische Analyse des Freud'schen Triebkonzepts sowie der Vorstellung von Libido und Aggression als zentrale Motivationen menschlichen Erlebens und Handelns. Eine Gruppe von Kritiker:innen, darunter Sandor Ferenczi, Michael Balint und John Bowlby, wandte sich frühzeitig gegen die Vorstellung, dass das psychosexuelle Triebleben das primäre und grundlegende Element in der psychischen Entwicklung darstellt. Stattdessen postulierten sie, dass die primäre Erfahrung des Säuglings die emotionale Bindung und der Bindungstrieb sind, anstelle der von Freud angenommenen hauptsächlich sinnlichen Lustsuche im Kleinkindalter. Diese Perspektive verwandelt das Verhalten des Kindes in ein komplexes Erleben, bei dem Zärtlichkeit, primäre Liebe, Bindung und zwischenmenschliche Beziehungen im Mittelpunkt stehen.

Im Folgenden werden zwei dieser wichtigen psychodynamischen Erweiterungen (Stufenmodell und Bindungstheorie) sowie drei bedeutende Schulen der Psychoanalyse näher erläutert: die Ich-Psychologie, die Objektpsychologie und die Selbstpsychologie:

Stufenmodell der psychosozialen Entwicklung

Das Modell der psychosozialen Entwicklung, das von Erik H. Erikson (1950) entwickelt wurde, beschreibt die Art und Weise, wie sich die psychosoziale Entwicklung des Menschen entfaltet. Diese Entwicklung findet in einem dynamischen Spannungsfeld zwischen individuellen Bedürfnissen und sich kontinuierlich wandelnden sozialen Anforderungen statt. Eriksons Theorie hebt die herausragende Rolle von Beziehungen und Interaktionen des Kindes mit seiner sozialen Umwelt für die Entfaltung der psychischen Entwicklung hervor. Im Vergleich zu Freuds Modell, das einen betonten Fokus auf die psychosexuelle Dimension legt, gewährt Erikson dieser weniger Raum und erweitert die Psychoanalyse um die psychologische Dimension, die die Entwicklung des Selbst und der Identität über den gesamten Lebensverlauf hinweg umfasst. Anhand von acht Stadien werden die Bedürfnisstrebungen von der Geburt bis zum Tod beschrieben.

Bindungstheorie

Die Bindungstheorie wurde von John Bowlby (1907–1990) und Mary Ainsworth (1913–1999) entwickelt und integriert Erkenntnisse aus der Entwicklungspsychologie und der Bindungsforschung. Die Bindungstheorie beschäftigt sich mit der Entstehung und Veränderung enger Beziehungen im Verlauf des Lebens. Sie konzentriert sich dabei auf die frühkindliche Mutter-Kind-Beziehung und legt einen starken Fokus auf die Passung emotionaler Bedürfnisse des Kindes und deren Beantwortung durch die Mutter. Wichtige Erkenntnisse der Bindungstheorie finden sich heute in der Geburtsmedizin wieder, z. B. im Rahmen der Bondingphasen direkt nach der Entbindung. Durch die Forschung von Daniel Stern konnten zudem viele dieser Beobachtungen empirisch nachgewiesen werden. Zudem konnte die Bindungstheorie wichtige Erweiterungen zu dem später beschriebenen Konzept von Übertragung- und Gegenübertragung leisten.

Ich-Psychologie

Die Ich-Psychologie (etwa 1920 entstanden) legt besonderen Wert auf weiterführende Untersuchungen und Differenzierungen des ursprünglichen Ich-Begriffs. Diese Schule betont die Fähigkeiten und Funktionen des Ichs, wie die Wahrnehmung der Realität, das Bewältigen von Konflikten und das Aufrechterhalten von Beziehungen. Der Fokus liegt darauf, wie das Ich sich Entwicklungsaufgaben stellen und psychische Konflikte bewältigen kann, um eine gesunde psychische Entwicklung zu fördern. Die Ich-Psychologie legt Wert auf die Stärkung der Eigeninitiative, der Autonomie und der Fähigkeit zur Realitätsprüfung. Wichtige Vertreter:innen der Ich-Psychologie sind:

- Heinz Hartmann (1894–1970): Hartmann gilt als einer der Begründer der Ich-Psychologie. Er betonte die Rolle des Ichs bei der Integration und Regulation von inneren und äußeren Reizen sowie die Bedeutung der Selbstwahrnehmung.
- Anna Freud (1895–1982): Die Tochter von Sigmund Freud trug maßgeblich zur Weiterentwicklung der Ich-Psychologie bei. Sie konzentrierte sich auf die Untersuchung der Abwehrmechanismen des Ichs und die Entwicklung von Kindern.
- Rene A. Spitz (1887–1974): Spitz war ein Kinderpsychologe, der die Rolle des Ichs in der kindlichen Entwicklung untersuchte und insbesondere die Auswirkungen von Mutter-Kind-Beziehungen erforschte.

Objektpsychologie

Die Objektpsychologie (etwa 1940) befasst sich mit den Objektbeziehungen, das heißt den emotionalen Bindungen und Beziehungen zu anderen Menschen. Freud definierte das Objekt als eine repräsentative Vorstellung einer Person oder eines Teils der Umwelt, die in der Psyche eines Individuums existiert und Einfluss auf dessen Emotionen und Verhalten ausübt. Die Objektpsychologie hingegen betont die reale Bedeutung frühkindlicher Beziehungen und deren Auswirkungen auf die psychische Entwicklung. Sie untersucht, wie die Beziehungen zu wichtigen Bezugspersonen das Selbstbild, das Verhalten und die emotionalen Reaktionen real und über innere Repräsentationen dieser beeinflussen. Wichtige Vertreter:innen der Objektpsychologie sind:

- Melanie Klein (1882–1960): Klein war eine der bedeutendsten Figuren der Objektpsychologie. Sie entwickelte die Theorie der frühkindlichen Objektbeziehungen und betonte die Bedeutung von Beziehungsobjekten in der psychosexuellen Entwicklung. Klein führte auch den Begriff des »guten« und »bösen« Objekts ein, um die Art und Weise zu beschreiben, wie Kinder die Welt um sich herum erleben. Dabei werden schnelle Wechsel zwischen paradiesischer Versorgung und plötzlich drohendem Mangel ersichtlich. Klein entwickelte zudem die Theorie von der schizoid-paranoiden zur depressiven Position als eine Phase in der psychosexuellen Entwicklung, in der das Kind (bei ausreichend guten Objekten) von einer fragmentierten Wahrnehmung zu einer ganzheitlicheren und sozialeren Sichtweise seiner inneren und äußeren Welt fortschreitet.

- Wilfred Bion (1897–1979): Bion trug zur Entwicklung der Objektpsychologie bei, indem er die Bedeutung von unbewussten Kommunikationsprozessen in Beziehungen hervorhob. Er entwickelte auch Konzepte wie Alpha- und Betafunktionen und Containment, um die Art und Weise zu beschreiben, wie Menschen Erfahrungen verarbeiten und verstehen. Bion beschreibt diese als zentrale Aspekte des psychodynamischen Verstehens, die helfen, die Verarbeitung und Transformation von emotionalen Erfahrungen in einer (therapeutischen) Beziehung zu erklären.
- Otto F. Kernberg (*1928): Kernberg ist bekannt für seine Schwerpunktsetzung auf die Erforschung der internalisierten Objektbeziehungen, insbesondere wie frühe Beziehungen zur Bildung der Persönlichkeit beitragen. Kernberg entwickelte das Objektbeziehungsmodell, welches die Interaktionen und Konflikte zwischen verschiedenen internalisierten Objekten (wie Mutter, Vater etc.) in der Psyche eines Individuums betont. Seine Arbeit ist besonders für ihre Anwendung bei Borderline-Patient:innen bekannt, bei denen eine spaltungsbasierte Abwehr dominiert. Kernberg entwickelte spezifische psychotherapeutische Techniken für diese spezifische Patientengruppe.

Selbstpsychologie

Die Selbstpsychologie (etwa 1970) beschreibt das Selbst als eine komplexe psychische Struktur, die aus verschiedenen Elementen besteht, einschließlich des Kern-Selbst (sogenanntes core self), das die grundlegende Identität und das Selbstgefühl einer Person darstellt, sowie aus verschiedenen Selbstobjekten, die dazu dienen, die Bedürfnisse des Selbst zu erfüllen und das Selbstgefühl zu stärken. Das Selbst entwickelt sich in der Wechselwirkung mit diesen Selbstobjekten, insbesondere in der frühen Kindheit. Die Selbstpsychologie legt Wert auf die Wiederherstellung und Förderung eines gesunden Selbstgefühls, um emotionales Wachstum und psychisches Wohlbefinden zu ermöglichen. Wichtige Vertreter:innen der Selbstpsychologie sind:

- Heinz Kohut (1913–1981): Kohut gilt als der Begründer der Selbstpsychologie. Er entwickelte die Begriffe des »narzisstischen« und des »falschen Selbst«. Das narzisstische Selbst bezieht sich auf die Entwicklung eines gesunden Selbstgefühls und einer stabilen Identität durch die Erfüllung emotionaler Bedürfnisse in der frühen Kindheit. Im Gegensatz dazu entsteht das falsche Selbst als eine Art Schutzmechanismus, wenn diese Bedürfnisse nicht angemessen erfüllt werden (aufgrund von versagenden frühen Beziehungserfahrungen). Dieses dient dazu, die fragilen Aspekte des wahren Selbst zu verbergen, indem es eine Fassade zur Anpassung an die Erwartungen der Umwelt errichtet. Kohut legte Wert auf die Idee, dass der / die Therapeut:in dem / der Patient:in empathisch begegnen sollte, um die Veränderung von narzisstischen Verletzungen zu ermöglichen.
- Paul H. Ornstein (1924–2008): Ornstein war ein bekannter Psychoanalytiker, der die Ideen der Selbstpsychologie weiterentwickelte und erweiterte. Er betonte die Rolle der Entwicklung des Selbst und die Bedeutung der therapeutischen Beziehung. Ornstein trug dazu bei, die Prinzipien der Selbstpsychologie in der klinischen Praxis zu verankern und hat zahlreiche Schriften zur Selbstpsychologie und Psychotherapie verfasst.
- Arnold Goldberg (*1929): Goldberg ist ein zeitgenössischer Psychoanalytiker und Autor, der die Ideen der Selbstpsychologie weiterentwickelt hat. Er hat dazu beigetragen, die Selbstpsychologie in der modernen Psychoanalyse zu etablieren und betont die Bedeutung von Selbstobjekten (Personen oder Dinge, die das Selbstgefühl des Individuums unterstützen) und die therapeutische Beziehung.

Queer-feministische Perspektiven

Zudem haben sich in den letzten Jahrzehnten queer-feministische Perspektiven innerhalb der psychodynamischen Theorie entwickelt, die die traditionelle Sichtweise der Psychoanalyse kritisch hinterfragen und erweitern. Diese Entwicklungen betonen die Bedeutung von Geschlechterdiversität und sexueller Vielfalt und tragen dazu bei, die Konzepte von Identität, Begehren und Sexualität in der psychodynamischen Theorie und Praxis neu zu definieren. Eine zentrale Kritik queer-feministischer Ansätze betrifft die Annahme der primären Maskulinität sowie die binäre Geschlechterauffassung der klassischen Psychoanalyse. Queer-feministische Analytikerinnen betonen, dass Geschlecht nicht einfach als männlich oder weiblich kategorisiert werden kann, sondern vielfältig und fluid sei. Dies führt zu einer Neubewertung von Identität und Begehren, die nicht an normativen Vorstellungen von Geschlecht und Sexualität gebunden ist. Ein weiterer wichtiger Aspekt dieser Entwicklungen betrifft die Reflexion über Machtverhältnisse und gesellschaftliche Hierarchien. Dabei soll die Bedeutung von sozialen und kulturellen Einflüssen auf individuelle psychische Prozesse betont werden und in welcher Form heteronormative Strukturen und Geschlechterstereotypen das psychische Wohlbefinden und die Entwicklung beeinflussen. Wichtige Vertreter:innen der queer-feministischen Erweiterung sind:

- Karen Horney (1885–1952): Horney kritisierte bereits in den 1920er Jahren Freuds Ansicht und betonte die frühe Koexistenz von Maskulinität und Femininität sowie das Bewusstsein über die einzigartigen Genitalien bei Mädchen.
- Jessica Benjamin (*1946): Benjamin ergänzte die psychoanalytischen Thesen von Freud um dynamische Elemente, betonte die Entwicklung der Geschlechtsidentität durch Dialog und Wechselwirkung mit der soziokulturellen Umwelt sowie die Bedeutung des Hinterfragens von Normativität in der Geschlechtsidentitätsentwicklung.
- Judith Butler (*1956): Butler postuliert, dass keine kausale Beziehung zwischen der GI und dem biologischen Geschlecht besteht und entwickelte das Performative Modell von Geschlecht.

Die beschriebenen Weiterentwicklungen bieten verschiedene Perspektiven, um die Vielschichtigkeit des menschlichen Erlebens und Verhaltens zu verstehen. Zudem sollen stereotype Vorstellungen von Geschlecht und Sexualität in der therapeutischen Praxis dadurch dekonstruiert werden, um damit die Ambiguitätstoleranz auch im therapeutischen Raum zu stärken. Trotz der unterschiedlichen Akzente dieser Weiterentwicklungen basieren sie alle auf dem grundlegenden psychoanalytischen Konzept des Unbewussten und der Bedeutung der frühen Kindheitserfahrungen für die psychische Entwicklung. Zudem bestehen gegenseitige Weiterentwicklungen, da die Bindungs- und Objektbeziehungstheorie die bereits von Freud postulierten Konzepte der Übertragung und Gegenübertragung unterstreichen und die Analyse derer als wichtige Werkzeuge der psychodynamischen Arbeit erheben.

2.2 Ätiopathogenese: Der neurotische Konflikt und das Entwicklungsdefizitmodell

Die Ätiopathogenese bezieht sich auf die Ursache und den Verlauf einer Krankheit. Dabei muss zwischen der klassischen Neurosenlehre und dem sogenannten Entwicklungsdefizitmodell unterschieden werden, welches durch das Aufkommen der Objektpsychologie eingeführt wurde.

Im Rahmen der klassischen Neurosenlehre wird postuliert, dass die neurotische Störung immer einen Sinn erfüllt im Rahmen eines unbewussten Konflikts. Unbewusste (biografische) Grundkonflikte entstehen immer zwischen Triebwünschen und deren Abwehr (oder zwischen Es vs. Ich bzw. Über-Ich). Unbefriedigte unbewusste Triebwünsche werden dann über Umwege als Symptom körperlich oder psychisch ausagiert (sogenannte Kompromissbildung im Rahmen des aktuellen unbewussten Konflikts im Hier und Jetzt). Ausschlaggebend für die Symptomebene sind daher weniger die spezifischen Momente, in denen das Symptom ausbricht, sondern viel mehr der darin enthaltene Verweis auf einen früheren ungelösten Konflikt (reaktualisierter Grundkonflikt). Die auslösende Situation berührt dementsprechend den Grundkonflikt und führt im Rahmen einer Reaktualisierung zum Symptomausbruch. Wie vorher beschrieben entstehen neurotische Konflikte (lateinisch »Zusammenstoß«), wenn zwei sich widerstrebende Tendenzen nicht mehr vereinbar sind. Definiert wird der neurotische Konflikt als zeitlich überdauernder, meist unbewusster innerpsychischer Konflikt, der eine krankheitsauslösende, aufrechterhaltende Potenz besitzt (Arbeitskreis OPD, 2015). In der psychodynamischen Theorie geht man davon aus, dass menschliches Verhalten kontinuierlich von unbewussten Gedanken, Wünschen und Vorstellungen beeinflusst wird.

Wichtig

Bei zeitlich überdauernden Konflikten kommt es zu einer »neurotischen Fixierung«, welche durch ein fortlaufendes rigides Entweder / Oder, bestimmt wird. Repetitive und pathogene Konfliktmuster müssen daher erlebens- und verhaltensbestimmend, im Hier und Jetzt dysfunktional, durch einen Leitaffekt identifizierbar und via Übertragung und Gegenübertragung (s. Abschn. 3.1) validierbar sein (Arbeitskreis OPD, 2015). Zusammenfassend werden sogenannte Versuchungs- und Versagungssituationen sowie Schwellensituationen benannt, innerhalb derer unbewusste Konflikte reaktualisiert werden können. Die Bearbeitung des Symptoms erscheint somit sinnstiftend und als Türöffner zu anderen, meist biografisch bedingten Themen erweiternd.

Im Rahmen des Entwicklungsdefizitmodells wird die Ätiopathogenese anders interpretiert. Die resultierende Pathologie wird mit langanhaltenden Belastungen, einem Mangel an Fürsorge (etwa emotionale Vernachlässigung), Frustration grundlegender Bedürfnisse, emotionaler Zurückweisung sowie seelischem und körperlichem Missbrauch und Traumata während der frühkindlichen Entwicklung in Verbindung gebracht (Hoffmann & Hochapfel, 2004). Die sogenannten strukturellen Störungsgruppen zeichnen sich durch ein niedriges Strukturniveau (s. Erläuterungen zu Achse 4 in der Operationalen Psychodynamischen Diagnostik) aus, was zu einer unzureichenden psychischen Verfügbarkeit führt. Diese Verfügbarkeit ist notwendig für die Organisation des Selbst und die Beziehungsgestaltung zu inneren und äußeren Objekten. Nach Rudolf (2009) entsteht dadurch eine strukturell beeinträchtigte Regulationsfähigkeit, welche dazu führt, dass alltägliche Stressoren bereits zu emotionaler Überflutung, Bedrohung der Selbstkohärenz oder zu einer Bedrohung der Selbst-Objekt-Grenzen (die Fähigkeit psychische Grenzen zwischen dem eigenen Selbst und anderen oder inneren Vorstellungen aufrechtzuerhalten) führen können. Für die strukturorientierte psychodynamische Psychotherapie gibt es spezifische manualisierte Therapieformen, etwa die Mentalisierungsbasierte Psychotherapie (MBT) oder die Übertragungsfokussierte Psychotherapie (TFP), die den Anforderungen und Möglichkeiten dieser spezifischen Patientengruppe gerecht werden.

Informationsmaterial

INFO 4 Strukturelle und neurotische Eigenschaften

Dieses Informationsblatt erklärt den Unterschied zwischen strukturellen und neurotischen Eigenschaften, Besonderheiten dieser sowie die jeweils angepasste Arbeitsweise.

INFO 5 Kritik an der psychodynamischen Theorie und Therapie

Die klassische Psychoanalyse und die Weiterentwicklungen haben seit ihrer Entstehung im späten 19. Jahrhundert bis heute sowohl Anerkennung als auch Kritik erfahren. Die Hauptkritikpunkte werden auf diesem Informationsblatt diskutiert.

Strukturelle und neurotische Eigenschaften

Strukturelle Patient:innen	Neurotische Patient:innen
Psychodynamik: ▶ Kumulative Mikrotraumen ▶ Entwicklungsdefizite ▶ Unreife Abwehrmechanismen (z. B. Spaltung, Dissoziation, Verleugnung) ▶ Überstimulierung und Narkose ▶ Symptom als Folge von Intrusionen ▶ keine subjektive Zeiteinordnung ▶ keine Symbolisierung	Psychodynamik: ▶ Beziehungskonflikte ▶ Neurotische Konfliktepisoden ▶ Reife Abwehrmechanismen (z. B. Rationalisierung oder Intellektualisierung) ▶ Verdrängung unbewusster Fantasien ▶ Symptom als Kompromiss zwischen Triebwunsch und Abwehr ▶ Symbolisierung
Besonderheiten: ▶ Benötigt aktive Förderung der Kooperationsbereitschaft durch Therapeut:innen ▶ Instabilität in zwischenmenschlichen Beziehungen ▶ Emotionale Instabilität ▶ Projektion und Agieren	Besonderheiten: ▶ Konflikthaftes Erleben zeigt sich auch im Übertragungsraum ▶ Mangelnde Flexibilität bei Denkmustern und Verhaltensweisen ▶ Hohe Zuverlässigkeit ▶ Gute Introspektionsfähigkeit
Therapeutische Interventionen: ▶ Implizite Dimensionen ▶ Imaginative Techniken ▶ Sortieren, Stabilisieren, Konfrontieren ▶ Im Hier und Jetzt deuten	Therapeutische Interventionen: ▶ Explizite Dimensionen ▶ Assoziationen fördern ▶ Aufdeckend deuten ▶ Übertragungsbeziehung in Deutungen einbeziehen

INFO 5 • T

Kritik an der psychodynamischen Theorie und Therapie

Die klassische Psychoanalyse und die Weiterentwicklungen haben seit ihrer Entstehung im späten 19. Jahrhundert bis heute sowohl Anerkennung als auch Kritik erfahren. Die Hauptkritikpunkte und mögliche Antworten darauf zeigen sich wie folgt:

- **Mangel an wissenschaftlicher Evidenz und empirischer Effektivität**: Ein Hauptkritikpunkt ist der Mangel an empirischer Evidenz und wissenschaftlicher Validierung für viele der grundlegenden Konzepte und Theorien. Viele der psychoanalytischen Konzepte (dabei z. B. das Unbewusste) sind schwer messbar und überprüfbar, was dazu geführt hat, dass die Psychoanalyse von einigen als pseudowissenschaftlich angesehen wird.
  Es sollte angemerkt werden, dass trotz dieser Kritikpunkte diverse Forschungsergebnisse auf die Wirksamkeit psychodynamischer Therapien hinweisen. Zudem besteht eine Schwierigkeit durch einen wissenschaftlichen Fokus auf RCT-Studien, deren Design für Psychotherapieforschung im Allgemeinen und für psychodynamische Therapieforschung im Besonderen ungeeignet ist. Dadurch wird die wissenschaftliche Wirksamkeit in den Hintergrund gedrängt und teilweise unsichtbar gemacht.

- **Begrenzte Allgemeingültigkeit**: Kritiker:innen argumentieren, dass viele der psychoanalytischen Theorien und Konzepte stark kulturspezifisch und ethnozentrisch sind, was bedeutet, dass sie nicht auf alle Menschen und Kulturen gleichermaßen anwendbar sind.
  Moderne psychodynamische Ansätze versuchen, diese Begrenzungen durch eine stärkere Betonung der kulturellen Vielfalt zu überwinden. Sie haben die Relevanz psychodynamischer Konzepte in verschiedenen kulturellen Kontexten untersucht und angepasst.

- **Zeitaufwändige und teure Therapieprozesse**: Die traditionelle psychoanalytische Therapie kann über viele Jahre hinweg stattfinden und ist in der Regel kostenintensiv. Dies hat Kritik hervorgerufen, da sie für viele Menschen schwer zugänglich ist und nicht immer effektiver zu sein scheint als kürzere Therapieansätze.
  Dem entgegen steht eine nachweislich langfristige und nachhaltige Wirksamkeit der psychodynamischen Therapiemethoden. Zudem gibt es vielerlei gruppentherapeutische Angebote im psychodynamischen Kontext. Es gibt kürzere und kostengünstigere Formen der psychodynamischen Therapie, die für bestimmte Patientengruppen geeignet sein können.

- **Mangelnde Vielfalt und Diversität**: In den frühen Jahren der Psychoanalyse waren Frauen und ethnische Minderheiten unterrepräsentiert. Dies hat zu Kritik geführt, da die Theorien und Konzepte der psychodynamischen Therapie möglicherweise nicht die Vielfalt menschlicher Erfahrungen angemessen berücksichtigen.
  Moderne Ansätze betonen die Bedeutung von Vielfalt und Diversität und versuchen, diese in die therapeutische Praxis einzubeziehen. Sie arbeiten an einer breiteren Repräsentation und Anpassung der Theorie und Praxis.

3 Interventionen psychodynamischen Arbeitens

3.1 Übertragung und Gegenübertragung

Aus einer klinisch-therapeutischen Perspektive heraus experimentierte Freud anfangs mit dem Ziel, Heilung durch manipulative (sogenannte kathartische) Methoden zu erreichen. Diese Techniken umfassten Hypnose, Handauflegen und verhaltenspädagogische Ansätze. Im Laufe der Zeit jedoch erkannte er, dass Patient:innen, wenn er ihnen die Initiative überließ, in der therapeutischen Beziehung ihre unbewussten Ursachen für neurotische Störungen projizierten. Dies führte zur Abwendung der bisherigen Interventionen und zur Entwicklung der psychoanalytischen Methode, die von Freud selbst als Erinnern, Wiederholen und Durcharbeiten (Freud, 1914) beschrieben wurde. In dieser Herangehensweise liegt der zentrale Gedanke der Psychoanalyse, dass Gefühle, Ängste und Fantasien ein Gegenüber benötigen, das diese pathogenen Erfahrungen versteht und die darin enthaltenen unbewussten Interaktionsszenarien entschlüsselt. Daher wird die Psychoanalyse oft als die Wissenschaft von den unbewussten Beziehungen bezeichnet. Die Aufhebung der objektivierenden Erkenntnistheorie ermöglicht es, die Symptombedeutungen im interaktiven Handeln zu erfassen, die dem Bewusstsein sonst verborgen bleiben würden. Dennoch hat sich in diesem zentralen Aspekt im Laufe des 20. Jahrhunderts eine wichtige Veränderung ergeben: Während es für Freud noch wichtig war, die Übertragung zu identifizieren, aber dennoch wie ein unparteiischer Beobachter (1940a) unberührt zu bleiben, sind heutige Psychodynamiker:innen überzeugt, dass dies nicht möglich ist. Dieser entscheidende Moment führte zur bewussten Nutzung von Übertragungs- und Gegenübertragungsphänomenen und markiert den Übergang von der sogenannten Ein-Personen-Psychologie zur Zwei-Personen-Psychologie.

Übertragung und Gegenübertragung sind im intersubjektiven Feld miteinander verflochten, und den potenziellen Reflexionen der Reaktionen von Therapeut:innen auf ihre Patient:innen (der sogenannten Gegenübertragung), wird heute eine zentrale Bedeutung beigemessen. Somit steht die Arbeit in und an der therapeutischen Beziehung, unter Einbeziehung der therapeutischen Bereitschaft zur Übernahme verschiedener Rollen, heute im Mittelpunkt der psychodynamischen Therapien:

- Die **Übertragung** wird als eine spezifische Illusion beschrieben, die sich auf eine andere Person bezieht und in einigen ihrer Merkmale eine Wiederholung der Beziehung zu einer bedeutsamen Figur aus der eigenen Vergangenheit darstellt (Sandler et al., 2001). Die ursprünglichen, oft kindlichen Konflikte werden in der Beziehung zum therapeutischen Gegenüber erneut aktiviert (sogenannte Übertragungsneurose) und können somit im Hier und Jetzt erlebt, besprochen und bearbeitet werden. Diese bewusste Auseinandersetzung soll den Zwang zur Wiederholung unterbrechen. Übertragungsphänomene können sich in Form positiver, negativer oder erotisierter Übertragungen manifestieren und die Therapie erleichtern oder erschweren.
- Die **Gegenübertragung** hingegen wird beschrieben als die Gesamtheit aller unserer emotionalen Reaktionen, die im Kontakt mit einem/einer Betroffenen entstehen (Clarkin et al., 2007). Das therapeutische Gegenüber verspürt bei der Gegenübertragung die unbewussten Übertragungsgefühle des/der Patient:in in sich und reagiert darauf in einer konkordanten (die Entstehung ähnlicher emotionaler Reaktionen bei dem/der Therapeut:in, die mit den Gefühlen und Erfahrungen des/der Betroffenen in Einklang stehen) oder komplementären (die Entwicklung emotionaler Reaktionen und Verhaltensweisen, die in einer Wechselwirkung und/oder Ergänzung zu den Gefühlen und Verhaltensweisen des/der Patient:in stehen) Form. Wichtig ist zu beachten, dass die Gegenübertragung sowohl mit dem/der Patient:in und dessen Übertragungsphänomenen zu tun haben kann als auch mit dem subjektiven Erleben und der Biografie des therapeutischen Gegenübers. Eine Analyse der eigenen neuralgischen Punkte ist eine wichtige Aufgabe, welche durch

regelmäßige Intervision, Supervision und / oder Selbsterfahrung gelingen kann. Aus diesem Grund ist die psychodynamische Selbsterfahrung im Rahmen der psychotherapeutischen Aus- und Weiterbildung ein essenzieller Bestandteil, um mit dem Werkzeug der Übertragungsanalyse professionell umgehen zu können.

3.2 Erkennen von Abwehrmechanismen

Die Abwehrmechanismen, dabei vor allem die Verdrängung, wurden erstmalig bei Freud beschrieben, und später von seiner Tochter Anna Freud maßgeblich weiterentwickelt. Im Rahmen der klassischen Neurosenlehre entsteht Angst aufgrund von (ungelösten) Konfliktspannungen. Diese Angst wirkt auf unseren Mechanismus unerträglich und Unlust erzeugend, sodass diese vom psychischen Apparat abgewehrt wird. Die Abwehr bezeichnet demnach in ihrer klassischen Formulierung die Gesamtheit aller Versuche, um Angst zu vermeiden (Hoffmann & Hochapfel, 2004). Die Abwehr verdrängt somit die Konflikte ins Unbewusste, welche zu einem späteren Zeitpunkt dann pathogen wirksam werden können. Als unbewusste Ich-Leistung wird die Abwehrformation in reife und unreife Abwehrmechanismen unterteilt. Wichtig dabei ist zu bemerken, dass auch hier eine Regression immer möglich ist, d. h. beispielsweise in Anspannungssituationen können reife Abwehrstrukturen in unreife überführt werden. Die Abwehr muss von dem Widerstand differenziert werden, welcher sich auf den bewussten oder unbewussten Widerstand eines / einer Betroffenen gegen den psychoanalytischen Prozess bezieht. Der Widerstand ist eine Form der Abwehr und manifestiert sich als eine Art Blockade oder Ablehnung gegenüber dem, was im Therapieraum besprochen oder ergründet wird. Widerstand kann sich auf verschiedene Weisen zeigen, wie zum Beispiel das Vermeiden wichtiger Themen, das Schweigen, das Verspüren von Langeweile oder das Aufkommen von starken Emotionen, die den Fortschritt behindern. Der / Die Therapeut:in versucht, den Widerstand zu identifizieren und zu verstehen, da er Hinweise auf verdrängte Konflikte und Muster geben kann.

Jede Person bevorzugt einige wenige aufeinander abgestimmte Abwehrmechanismen. Abwehr ist als ubiquitär und für die Bewältigung des täglichen Lebens als unvermeidlich anzusehen. Ausschließlich das Übermaß der Verwendung von Abwehr wird als pathologisch bezeichnet. Die Abwehr ist nach Anna Freud beschreibbar über vier Merkmale:

(1) **Altersgemäßheit** beschreibt, dass Abwehrmechanismen zu unterschiedlichen Zeitpunkten als normal oder störend empfunden werden können.

(2) **Gleichgewicht** beschreibt den differenzierten Einsatz verschiedener Abwehrmechanismen gegenüber verschiedenen Gefahren.

(3) **Intensität** beschreibt das Ausmaß der eingesetzten Abwehrmechanismen.

(4) **Dauer** beschreibt den Einsatz der Abwehrmechanismen in Bezug auf die Bedrohung.

Seit dem Aufkommen der Ich-Psychologie wird der Einsatz von Abwehrmechanismen zudem über den spezifischen Reifungsgrad einer Person differenziert.

Unreife und reife Abwehrmechanismen

Beispiele für sogenannte unreife Abwehrmechanismen sind (nach Leichsenring, 2004):

- **Projektion**: Der Unlust erregende Impuls wird in die Außenwelt verlagert und als im anderen, nicht im Selbst entstandener, erlebt. Dadurch erfolgt die Zuschreibung eigener Triebregungen an das Gegenüber.
- **Verleugnung**: Im Unterschied zur Verdrängung wird nicht ein konfliktreicher innerer Wunsch abgewehrt, sondern ein äußerer Realitätsausschnitt verleugnet, also in seiner Bedeutung nicht anerkannt. Beispielsweise werden Veränderungen in der Umgebung zwar wahrgenommen, aber ihre reale Bedeutung wird emotional nicht erlebt und rational nicht anerkannt.

- **Idealisierung**: Bei der Idealisierung werden positive Qualitäten und Eigenschaften überbetont, während negative oder ambivalente Aspekte verleugnet oder ignoriert werden. Die ideale Sichtweise ist verzerrt und entspricht nicht unbedingt der Realität. Die Entwertung steht als Gegenspieler gegenüber.
- **Spaltung**: Bei der Spaltung werden inkompatible Inhalte auf mehrere Objekte verteilt. Sowohl die Objekte als auch das Selbst werden in Gut und Böse oder Gut und Schlecht aufgeteilt.
- **Somatisierung**: Bei der Somatisierung geht es um das Nicht-Wahrnehmen eines Konflikts in seiner eigentlichen Gestalt, sondern in Form körperlicher Beschwerden. Diese haben jedoch keine symbolische Beziehung zum Konflikt.
- **Regression**: Die Regression beschreibt ein »Ausweichen« auf frühere Erlebnisweisen (oder Entwicklungsstufen).
- **Identifikation**: Wenn eine Identifikation mit einer Person in allen Belangen vorliegt, wird dadurch die Ambivalenz vollständig abgewehrt.
- **Identifizierung mit dem Aggressor**: Um die unerträgliche Angst erträglicher zu gestalten, stellt sich der / die Bedrohte gleichsam emotional auf die Seite des Angreifers / der Angreiferin.

Beispiele für sogenannte reife Abwehrmechanismen sind (nach Leichsenring, 2004):

- **Verdrängung**: Bei der Verdrängung werden innere Impulse nicht zur Kenntnis genommen.
- **Isolierung von Inhalt und Affekt**: Bei der Affektisolierung besteht eine Trennung von Inhalt und begleitender affektiver bzw. emotionaler Tönung. Der Inhalt kann erinnert werden, die Emotion fehlt jedoch.
- **Wendung gegen das Selbst**: Diese wird als eine Sonderform der Verschiebung beschrieben, bei welcher der aggressive Impuls nicht auf ein soziales Objekt, sondern gegen das Selbst gewandt wird. Hier kann die aggressive Regung die Form von altruistischer Abtretung annehmen.
- **Vermeidung**: Bei der Vermeidung sollen unangenehme oder belastende Gedanken, Emotionen, Erinnerungen oder Situationen verhindert oder umgangen werden.
- **Ungeschehen machen**: Durch das Ungeschehenmachen wird die konfliktauslösende Ursache als magisches Abwehrritual für nicht existent erklärt.
- **Reaktionsbildung**: Durch die Reaktionsbildung wird der Unlust erregende Impuls durch sein praktisches Gegenteil ersetzt.
- **Sublimierung**: Im Rahmen einer Sublimierung werden nicht erfüllte Triebwünsche durch gesellschaftlich höher bewertete Ersatzhandlungen umgewandelt und damit befriedigt (Kunst, Wissenschaft, Musik, Sport, exzessive Arbeit).
- **Intellektualisierung**: Bei der Intellektualisierung werden die unlustvollen Impulse aus dem emotionalen Bereich in den intellektuell-theoretischen verlagert.
- **Rationalisierung**: Im Rahmen einer Rationalisierung wird das von einem abgewehrten Motiv veranlasste Handeln oder Empfinden im Nachhinein durch eine andersartige Begründung ersetzt.
- **Verschiebung**: Im Rahmen einer Verschiebung werden unangenehme Gedanken oder Gefühle von ihrer ursprünglichen Quelle auf etwas weniger Bedrohliches übertragen, um ungelöste Konflikte oder Ängste zu bewältigen.

3.3 Das psychodynamische Erstgespräch

In der ersten Begegnung mit dem / der Betroffenen besteht die Möglichkeit einmalige, unwiederbringliche und damit wertvolle Hinweise auf das Unbewusste zu erzielen. Aus diesem Grund wird auf diesen ersten Augenblick, der sogenannten ersten Szene, ein großes Augenmerk gerichtet. Ein Zitat von Freud (1913c, S. 454) zur Einleitung der therapeutischen Kur offenbart die Herausforderungen, die ein Erstgespräch bietet:

> »Wer das edle Schachspiel aus Büchern erlernen will, der wird bald erfahren, dass nur die Eröffnung und Endspiele eine erschöpfende systematische Darstellung gestatten, während die unübersehbare Mannigfaltigkeit der nach der Eröffnung beginnenden Spiele sich in einer solchen versagt. Eifriges Studium von Partien, in denen Meister miteinander gekämpft haben, kann allein die Lücke in der Unterweisung ausfüllen.«

Das wichtigste Ziel im Erstgespräch besteht darin, eine Indikationsstellung und eine damit verbundene Diagnostik zu erzielen. Im Weiteren können aber bereits andere Funktionen damit einhergehen, wie die Vorbereitung des / der Betroffenen auf einen Therapieprozess, ein erforderliches Arbeitsbündnis zwischen Therapeut:in und Patient:in zu etablieren, das Erleben eines hilfreichen Gegenübers sowie Besserungs- und Selbstwirksamkeitserwartungen induzieren. Als Informationsquellen dafür dienen, nach Argelander (1992), die sogenannten objektiven, subjektiven und szenischen Informationen.

Das Symptom wird als kommunikativ und symbolisch verstanden und entzieht sich somit dem direkten und schnellen Erkennen und Zugriff. Auch Argelander (1992, S. 111) entnimmt der Situation im Erstgespräch ein Potenzial, welches sich nur durch die Phänomene von Übertragung- und Gegenübertragung entfalten kann: »Das Geheimnis eines umfassenden Verstehens im Erstinterview ist die Beteiligung der Persönlichkeit des Interviewers am Prozess der Wahrnehmung«. Aus diesem Grund zeigt sich die Herausforderung im psychodynamischen Erstgespräch darin, dem Gegenüber die nötige intentionale Struktur zur Erfassung der objektiven Daten anzubieten sowie einen essenziell wichtigen offenen Raum entstehen zu lassen, indem die subjektiven und szenischen Daten und das damit verbundene Übertragungsgeschehen wirksam werden kann. Somit soll in der ersten Begegnung ein Oszillieren zwischen strukturierten und offenen Gesprächspassagen entstehen. Zusammenfassend beinhaltet das Erstinterview sowie die Probatorik eine Erstellung eines differenzierten Bildes der aktuellen Lebenssituation des / der Betroffenen, einschließlich der Geschichte der Symptomatik und der Identifikation von Life-Events. Es ist wichtig zu beachten, dass nicht die Dramatik der Life-Events, sondern die psychodynamische Spezifität für das Ausmaß der neurotischen Krankheitssituation verantwortlich ist. Sowohl im Erstgespräch als auch in der Probatorik werden erste Hypothesen aufgestellt, die im Verlauf in modifizierter Form in der therapeutischen Arbeit Berücksichtigung finden.

3.4 Operationale Psychodynamische Diagnostik

Die Operationale Psychodynamische Diagnostik (kurz: OPD; OPD 1 veröffentlicht 1996, OPD 2 veröffentlicht 2006, OPD 3 veröffentlicht 2023) bezieht sich auf eine diagnostische Methode, die sowohl die Konzepte der psychodynamischen Theorie als auch die Prinzipien der operationalen Diagnostik integriert. Sie versucht, die Komplexität der psychodynamischen Perspektive in einer strukturierten und standardisierten Weise zu erfassen. Im Unterschied zu Ansätzen, die sich ausschließlich auf die Symptome konzentrieren, wie sie in der operationalen Diagnostik des DSM angewandt werden, strebt die operationale psychodynamische Diagnostik danach, die tiefer liegenden psychodynamischen Prozesse und Konflikte aufzudecken, die zur Entstehung und Fortdauer spezifischer psychischer Störungen beitragen. Mithilfe eines multiaxialen Systems sollen psychodynamische Phänomene in ihrer Vielschichtigkeit sowie ihrer wechselseitigen Beeinflussung erfasst werden. Übergreifend bilden die diagnostische Begegnung (heuristischer Ansatz), explorative Techniken (phänomenologischer Ansatz) sowie eine spezifische Systematik (dimensionale Zuordnung) die Grundlage der Diagnostik. Die Architektur der OPD 3 besteht aus fünf Achsen, welche nicht als unabhängige Entitäten verstanden werden, sondern als sich beeinflussende Teilbereiche (Dahlbender & Tritt, 2011). Alle Achsen werden darin präzise erklärt, zumeist im Rahmen einer dimensionalen Ausrichtung. Das dynamische Zusammenspiel der Achsen, insbesondere zwischen Konflikt und Struktur, lässt sich dadurch differenziert abbilden:

- ▶ **Achse 1:** Krankheitserleben und Behandlungsvoraussetzungen (Sammeln von objektiven, subjektiven und szenischen Daten)
- ▶ **Achse 2:** Beziehung (Erfassen eines repetitiven Beziehungsmusters)
- ▶ **Achse 3:** Konflikt (Erfassen eines oder mehrerer neurotischer Konflikte)
- ▶ **Achse 4:** Struktur (Erfassen psychisch-struktureller Fähigkeiten)
- ▶ **Achse 5:** Psychische und psychosomatische Störungen (Diagnostische Einschätzung gemäß ICD bzw. DSM).

Das Ziel der OPD, welche mittels des OPD-Interviews erhoben wird, stellt eine umfassende Diagnostik mit einer dazugehörigen Symptomeinordnung des/der Betroffenen dar. Anhand eines Kompromisses aus »Zugewinn an Klarheit und Eindeutigkeit ohne Aufgabe der dynamischen Konzeptualisierung« (Arbeitskreis OPD, 2015, S. 41) sprechen die Autor:innen von der Suche nach einem gemeinschaftlichen Vielfachen. Die Ziele der OPD sind klinisch-diagnostische Leitlinien, eine einheitliche Ausbildungskonzeption, verbesserte Kommunikationswege zwischen Behandler:innen, als Forschungsinstrument sowie als Instrument der Therapieplanung. Durch Operationalisierung sollen Übertragungsmuster, Konfliktkonstellationen und strukturelle Bedingungen »messbar« gemacht werde. Heute gilt die OPD als Standardinstrument der psychodynamischen Diagnostik und Therapieplanung und ist innerhalb der internationalen Forschung anerkannt. Im Folgenden sollen die einzelnen Achsen näher beschrieben werden:

Achse 1 zielt darauf ab, das Krankheitserleben und die Behandlungsvoraussetzungen eines/einer Betroffenen zu erfassen. Sie bewertet die klinische Schwere der Störung, die Dauer der Störung, das Krankheitserleben, das Krankheitskonzept, das Veränderungskonzept, die therapierelevanten persönlichen und psychosozialen Veränderungsressourcen sowie die äußeren und inneren Veränderungshemmnisse. Diese Informationen dienen dazu, die Grundlage für die Diagnose, die Fragestellung, ob eine psychotherapeutische Behandlung (oder eine andere Methode) indiziert ist, sowie die Planung der Behandlung zu strukturieren.

▶ Zentrale Frage: Welche Störungen/Probleme und Ressourcen liegen vor?

Achse 2 befasst sich mit der Beziehungsdynamik eines/einer Betroffenen und basiert auf der psychoanalytischen Beziehungsdiagnostik. Sie zielt darauf ab, wiederkehrende dysfunktionale Beziehungsmuster zu erfassen, in die der/die Betroffene verwickelt ist. Dies geschieht durch die Untersuchung von Übertragungen und Gegenübertragungen, um zu verstehen, wie der/die Betroffene mit anderen interagiert und wie er/sie sich in Beziehungen erlebt. Die Diagnostiker:innen analysieren die Art und Weise, wie der/die Betroffene relevante Beziehungen erlebt und sich anderen gegenüber verhält (dabei auch gegenüber dem/der Behandler:in), um einen beziehungsdynamischen Therapiefokus abzuleiten. Achse 2 erfasst diese Informationen durch die Bewertung von Interaktionen und Beziehungsmustern.

▶ Zentrale Frage: Wie interagiert der/die Betroffene mit anderen?

Achse 3 befasst sich mit inneren Konflikten eines/einer Betroffenen. Sie versucht, die Art und Tiefe dieser Konflikte zu verstehen, die oft mit unbewussten Wünschen und Bedürfnissen zusammenhängen. Durch die Analyse von Konflikten hilft diese Achse dabei, die zugrunde liegenden psychischen Ursachen von Symptomen und Störungen zu identifizieren. Die Konfliktachse berücksichtigt auch, wie diese inneren Konflikte das gegenwärtige Verhalten, die Emotionen und die Beziehungen eines Individuums beeinflussen.

▶ Zentrale Frage: Welche innerpsychischen Konflikte bewegen den Patienten/die Patientin?

Achse 4 beschreibt die strukturellen Fähigkeiten. Das Strukturniveau, ein Begriff von Kohut, wird mithilfe von vier Dimensionen beschrieben: Wahrnehmung, Steuerung, Emotionale Kommunikation und Bindung. Diese vier Dimensionen werden jeweils auf das Selbst und das Objekt bezogen. Die Bewertung erfolgt auf vier Ebenen: gut integriert, mäßig integriert, gering integriert und desintegriert. Dies ermöglicht eine differenzierte Einschätzung der Selbstregulierungsfähigkeiten des / der Betroffenen. Strukturelle Störungen zeichnen sich oft durch eine begrenzte oder eingeschränkte Ausprägung von psychischen Funktionen aus, die für die Organisation des Selbst und die Beziehungen zu inneren und äußeren Objekten notwendig sind. Diese Einschränkungen treten in der Regel als Konsequenz von frühkindlichen Beziehungsstörungen auf.
▶ Zentrale Frage: Wie reguliert sich der / die Betroffene?

Achse 5 beschreibt die diagnostische Entscheidung zum Abschluss des Prozesses und versucht, die Erkenntnisse der vorherigen Achsen in den diagnostischen und therapeutischen Prozess einzubeziehen.
▶ Zentrale Frage: Welche Diagnose nach ICD bzw. DSM liegt vor?

Mithilfe eines semistrukturierten OPD-Interviews sollen die verschiedenen Achsen beleuchtet werden und dadurch ein umfassendes Bild des / der Betroffenen und seiner psychischen Verfassung abbilden. Sie helfen Therapeut:innen, individuell angepasste Behandlungspläne zu erstellen und die therapeutische Beziehung zu gestalten. Die Ergebnisse werden auf einem speziellen Erhebungsbogen dokumentiert, der als Grundlage für die weitere Behandlung dient. Zudem sollen die gesammelten Informationen in den Bericht an den / die Gutachter:in der Krankenkasse mit einbezogen werden. Aufgrund der Strukturierung von Begriffen wird dadurch die Kommunikation zwischen dem / der Behandler:in und dem / der Gutachter:in (sowie anderen Behandler:innen, z. B. in der Klinik) verbessert. Im Rahmen der psychodynamischen Hypothese wird der Hauptkonflikt beschrieben sowie die frühkindliche Situation, die das spätere Strukturniveau beeinflusst hat. Zusammenfassend betont die Erfassung der OPD die Bedeutung der Interaktion zwischen Therapeut:in und Patient:in für die valide Diagnose psychischer Störungen. Sie verwendet einen multidimensionalen Ansatz, der von der individuellen Psychopathologie zur Beziehungspathologie übergeht und Symptome in Bezug zur Beziehungs- und Konfliktdynamik setzt.

Arbeits- und Informationsmaterial

AB 6 Selbstreflexion: Gegenübertragung in der ersten Therapiesitzung

Das Arbeitsblatt dient der Selbstreflexion der Behandler:innen und soll dadurch die Qualität der eigenen therapeutischen Arbeit überprüfen. Es lohnt sich, auch im späteren Therapieverlauf immer wieder die ersten Reflexionen zu betrachten. Häufig liefern spätere Szenen in der therapeutischen Beziehung wichtige Erklärungen für das erste Erleben.

AB 7 Die Gegenübertragung in vier Teilaspekten

Das Arbeitsblatt beschreibt die Gegenübertragung, welche in verschiedene Aspekte unterteilt werden kann. Die hier genannten vier Aspekte, basierend auf der Arbeit von Clarkin et al. (2006), sollen den Übertragungs- und Gegenübertragungsraum systematisch untersuchen.

INFO 6 Unterschiedliche Informationsquellen im diagnostischen Prozess

Das Informationsblatt stellt die verschiedenen Informationsquellen nach Argelander (1992) dar. Vor allem soll dies an die verschiedenen, in den Therapiegesprächen dauerhaft aktiven Informationsebenen erinnern.

AB 8 Erstgespräch: Struktur
Das Arbeitsblatt dient der Strukturierung eines Erstgesprächs und kann als Leitfaden mit in die Therapiesitzung genommen werden. Sie können entscheiden, ob Sie Notizen innerhalb der Sitzung oder aber im Anschluss an das Gespräch machen möchten.

AB 9 Fragenkatalog für tiefenpsychologisch fundierte Psychotherapie
Dieses Arbeitsblatt liefert dem / der Behandelnden einen Fragenkatalog als Leitfaden für die Erstanamnese. Zusätzlich kann der Fragenkatalog auch von Patient:innen beantwortet und / oder ausgefüllt werden.

INFO 7 Innerpsychische Konflikte der OPD
Das Informationsblatt liefert eine Übersicht über die nach der Operationalen Psychodynamischen Diagnostik (OPD) beschriebenen innerpsychischen Konflikte und dient einer ersten Orientierung für die Einschätzung dieser.

INFO 8 Frühe Konflikte, strukturelle Folgen und spätere OPD-Konflikte
Das Informationsblatt fasst frühe Konflikte, strukturelle Folgen und spätere aktualisierte OPD-Konflikte zusammen. Wenn man sich in die unterschiedlichen Modelle einarbeitet, verliert man anfänglich manchmal die Übersicht. Diese Zusammenführung unterstützt dabei, diese jederzeit zu behalten. Zudem kann sie als Grundlage für die psychodynamische Hypothese genutzt werden.

INFO 9 OPD: Items der Achse 4
Das Informationsblatt zeigt die einzelnen Items der Achse 4 (Struktur) in der OPD. Es lohnt sich, im Rahmen der Erstanamnese die einzelnen Items zu kennen.

AB 10 Beziehungsdynamik
Das Arbeitsblatt dient dazu, vorbereitend und / oder mit dem / der Patient:in gemeinsam eine Beziehungsdynamik zu erstellen, gemäß der Achse 2 in der Operationalisierten Psychodynamischen Diagnostik. Zudem kann es, im Rahmen von Selbsterfahrung, sinnvoll sein, ein solches Schema für sich selbst auszufüllen.

INFO 10 Qualitative Forschung
Auf diesem Informationsblatt soll ein kurzer Einblick in die qualitative Herangehensweise erfolgen, da diese einige spezifische Vorteile für die Beforschung psychodynamischer Phänomene bietet.

Selbstreflexion: Gegenübertragung in der ersten Therapiesitzung

Erste Eindrücke und Gefühle

Wie habe ich mich vor der ersten Therapiesitzung gefühlt?

....

....

Welche Erwartungen oder Unsicherheiten hatte ich im Vorfeld?

....

....

Welche Gefühle sind in den ersten Momenten der Begegnung mit dem Patienten bzw. der Patientin aufgekommen?

....

....

Gab es körperliche Reaktionen oder emotionale Regungen? Wenn ja, welche?

....

....

Überwiegende Gefühle während der Sitzung

Welche Gefühle haben während der Therapiesitzung überwogen?

....

....

Konnte ich bestimmte Emotionen bei dem Patienten bzw. der Patientin spüren oder vermuten? Wenn ja, welche?

....

....

Selbstreflexion: Gegenübertragung in der ersten Therapiesitzung

Veränderungen im Verlauf

Gab es Momente, in denen sich meine Gegenübertragungsgefühle verändert haben? Wenn ja, welche?

....

....

....

Welche Ereignisse oder Aussagen des Patienten bzw. der Patientin haben diese Veränderungen ausgelöst?

....

....

....

Selbstreflexion zu Themen meiner Biografie

Sind während der Sitzung Themen aufgetaucht, die mich persönlich berührt haben? Wenn ja, welche?

....

....

War ich mir bewusst, wenn meine eigenen Themen in der Therapiesitzung angesprungen sind?

....

....

Konnte ich meine Aufmerksamkeit auf den Patienten bzw. die Patientin lenken, wenn es notwendig war?

....

....

Selbstreflexion: Gegenübertragung in der ersten Therapiesitzung

Veränderungen in der therapeutischen Beziehung:

Wie hat sich die Beziehungsdynamik im Verlauf der Sitzung entwickelt?

....

....

....

....

Gab es Wendepunkte, an denen die therapeutische Beziehung intensiver oder distanzierter wurde? Wenn ja, welche?

....

....

....

Reflexion über eigene Interventionen

Wie haben meine Interventionen die Gegenübertragung beeinflusst?

....

....

....

Gab es Momente, in denen ich bewusst Entscheidungen über meine therapeutische Vorgehensweise treffen musste? Wenn ja, welche?

....

....

....

Die Gegenübertragung in vier Teilaspekten

Die Reaktion von Therapeut:innen auf die neurotische Übertragung von Patient:innen

Definition: Wie reagiert der / die Therapeut:in auf die vom Patienten oder von der Patientin übertragenen neurotischen Muster?

....

....

....

Die Reaktion von Therapeut:innen auf die Realität von Patient:innen

Definition: Wie nimmt der / die Therapeut:in die Realität des Patienten bzw. der Patientin wahr und wie beeinflusst dies seine / ihre Reaktion?

....

....

....

Die eigene neurotische Übertragung von Therapeut:innen auf Patient:innen

Definition: Inwiefern überträgt der / die Therapeut:in eigene neurotische Muster auf den Patienten oder die Patientin?

....

....

....

Die Realität von Therapeut:innen

Definition: Wie beeinflusst die persönliche Realität des / der Therapeut:in die therapeutische Beziehung?

....

....

....

Die Gegenübertragung in vier Teilaspekten

Reflexionsfragen

Wie können die genannten Teilaspekte in der täglichen therapeutischen Praxis erkannt werden?

....

....

....

....

Welche Herausforderungen könnten sich bei der Handhabung dieser Teilaspekte ergeben?

....

....

....

....

Wie könnte ein bewusster Umgang mit Gegenübertragung die therapeutische Arbeit verbessern?

....

....

....

....

Unterschiedliche Informationsquellen im diagnostischen Prozess

Objektive Daten	▶ Nachprüfbare Fakten, logische Evidenz ▶ Lebensgeschichtliche und medizinische Daten ▶ Angaben über Symptome und Beschwerden Erhebung ▶ Psychopathologische Befunde (AMDP) ▶ Gewinnung der Informationen durch strukturierendes Erfragen
Subjektive Daten	▶ Einstellungen, Erwartungen, Bewertungen des Patienten / der Patientin bezüglich der Beschwerden und seiner / ihrer aktuellen und früheren Lebenssituation ▶ unter besonderer Berücksichtigung der damit verbundenen Emotionen, d. h. subjektiven Bedeutung ▶ Kriterium der Verlässlichkeit der Information ist die situative / szenische Evidenz ▶ Die Information, die sich aus dem Bedeutungszusammenhang der Daten ergibt, kann von Therapeut:innen nur in der gemeinsamen Arbeit mit Patient:innen erschlossen werden
Szenische Daten	▶ Aspekte der Beziehung zwischen Therapeut:in und Patient:in ▶ »Erlebnis der Situation« ▶ Interaktionelle Gestaltung des Erstgespräches ▶ Informationen aus dem subjektiven Erleben von Patient:innen ▶ Beziehung wird durch Übertragung und Gegenübertragung gestaltet ▶ Aufbau eines intersubjektiven Übertragungsraums ▶ Das Instrument der Wahrnehmung ist einzig und allein die Persönlichkeit des / der Behandelnden ▶ Informationsquelle nicht wiederholbar ▶ Tendenz zur Inszenierung als Fähigkeit, die im situativen Ansatz genutzt werden sollte

Erstgespräch: Struktur

Aktueller Anlass für das Erstgespräch:

....

Symptome genau erfragen (Körper und Psyche, Suchtverhalten ...):

....

....

Wiederholung der Symptomatik?

....

Aktuelle Lebensumstände (Familie, Beruf, Freunde ...):

....

....

Reaktionen aus dem Umfeld auf die Symptomatik:

....

Eigene Hypothesen / Einstellungen des Patienten / der Patientin zur Symptomentwicklung:

....

....

Biografische Aspekte (Mutter, Vater, Geschwister, problematische Lebensereignisse, psychologische Auffälligkeiten), Umgang mit Krankheit in der Familie früher:

....

....

Wunsch nach Veränderung (»Wie wäre ein Leben ohne die Symptomatik?«):

....

Fragenkatalog für tiefenpsychologisch fundierte Psychotherapie

Was ist der Anlass zu der jetzigen psychotherapeutischen Vorstellung? Was sind die seelischen und / oder körperlichen Schwierigkeiten?

....

....

....

In welchen Lebensbereichen fühlen Sie sich am stärksten beeinträchtigt (z. B. Arbeit, Freundeskreis, Familie, Partnerschaft)?

....

....

....

Seit wann bestehen diese Probleme? Gibt es einen erkennbaren Auslöser?

....

....

Wie konnten Sie sich bisher selbst oder mit der Hilfe nahestehender Personen helfen?

....

....

Haben Sie bereits Psychotherapieerfahrung (wann, wo, wer, Art der Therapie und Erfolg)?

....

....

Fragenkatalog für tiefenpsychologisch fundierte Psychotherapie

Familie: Eltern, Großeltern, Geschwister. Bitte beschreiben Sie die Personen. Wie würden Sie die Beziehungen untereinander in der Familie beschreiben? Gab es bestimmte Leitsätze?

....

....

....

....

Frühe eigene Entwicklung: Besonderheiten bei der Schwangerschaft und / oder der Geburt, Spielverhalten, Umgang mit anderen, Unfälle, früheste Kindheitserinnerungen?

....

....

....

Schulausbildung: Art des Abschlusses, Schwächen, Vorlieben. Berufliche Laufbahn: Ausbildung, Studium, Beziehungen zu Arbeitskolleg:innen und Vorgesetzten, Zufriedenheit im Beruf?

....

....

Pubertät und sexuelle Entwicklung: Wie wurden Sie aufgeklärt, wie ist Ihr Verhältnis zur Sexualität heute? Welche Form der Beziehung präferieren Sie? Wann war der erste sexuelle Kontakt?

....

....

Wohnsituation: Gibt es eine Partnerschaft? Gibt es Kinder? Wie wohnen Sie und wovon leben Sie?

....

....

....

Fragenkatalog für tiefenpsychologisch fundierte Psychotherapie

Eigene Freizeitgestaltung: Gibt es Hobbys, Interessen, ein soziales Umfeld?

....

....

....

Wie geht es Ihnen körperlich?

....

....

....

Konsumieren Sie Suchtmittel (z. B. Nikotin, Drogen, Alkohol) oder tun Sie etwas überdurchschnittlich viel oder wenig (z. B. in die Spielhalle gehen)?

....

....

....

Welche Verbesserungen erhoffen Sie sich für die Zukunft? Was könnte die geplante Psychotherapie dazu beitragen?

....

....

....

Innerpsychische Konflikte der OPD

(1) Individuations-Abhängigkeits-Konflikt

- Spannung zwischen der Suche nach enger Beziehung und intensiver, symbiotischer Nähe (Abhängigkeit) und dem Streben nach betonter Selbstständigkeit und ausgeprägter Distanz (Individuation)
- Leitaffekt: **Existenzielle Angst**
- Passiver Modus:
  - Enge, dauerhafte Beziehungen um jeden Preis, Vermeiden von Verantwortung und Eigenständigkeit, Unterordnung unter Wünsche und Interessen der Beziehungsperson, Selbstwahrnehmung von Hilflosigkeit und Schwäche
- Aktiver Modus:
  - Übersteigerte emotionale und existenzielle Unabhängigkeit, Kampf in allen Lebensbereichen um Eigenständigkeit und Unabhängigkeit, Unterdrückung eigener Bedürfnisse nach Nähe, Selbstwahrnehmung von Stärke und Nicht-angewiesen-Sein

(2) Kontrolle-Unterwerfungs-Konflikt

- Zentrales Motiv ist, den anderen zu dominieren oder sich dem anderen unterzuordnen, aggressive Affekte spielen eine zentrale Rolle
- Leitaffekt: **Ärger**
- Passiver Modus:
  - Passiv aggressive Unterwerfung, unterschwellig aggressives Verhalten
- Aktiver Modus:
  - Aggressives Dominanzstreben, sucht andauernde Kontrolle über andere oder Situationen zu erlangen, Machtkampf mit allen Mitteln, Angst, bestimmt zu werden

(3) Autarkie-Versorgungs-Konflikt

- Es geht um »etwas bekommen« oder im Gegensatz dazu keiner Versorgung zu bedürfen (Abhängigkeit in einer Beziehung, nicht von einer Beziehung)
- Leitaffekt: **Trauer & Depression**
- Passiver Modus:
  - Anklammernd, fordernd, Wunsch nach Versorgung durch andere
- Aktiver Modus:
  - Selbstversorgende, anspruchslose, bescheidene Grundhaltung (»Ich brauche nichts von anderen«) mit erheblichem altruistischem, aufopferndem Einsatz für andere (»Ich bin aber immer für andere da«)

(4) Selbstwertkonflikte (Selbst- vs. Objektwert)

- Die Bemühungen um Selbstwert sind entweder übermäßig stark oder aktuell unzureichend und gescheitert
- Leitaffekt: **Scham & narzisstische Wut**
- Passiver Modus:
  - Scham, kritischer Einbruch des Selbstwertes, »Ich bin nichts mehr«
- Aktiver Modus:
  - Forcierte Selbstsicherheit gegenüber anderen, »Pseudoselbstsicherheit«, starke Wut, wenn das Selbstbild infrage gestellt wird, andere werden abgewertet

Innerpsychische Konflikte der OPD

(5) Schuldkonflikt (Selbst- vs. Fremdbeschuldigung)

- Schuld wird über ein angemessenes Maß der Verantwortung hinaus entweder sich selbst oder anderen aufgebürdet
- Leitaffekt: **Schuldgefühle bzw. unangemessenes Fehlen von Schuldeinsicht**
- Passiver Modus:
  - Neigung zu Selbstvorwürfen, sich bei Schwierigkeiten sofort verantwortlich fühlen und entschuldigen, Verzicht und Schuldübernahme für andere, Schuld wird durch selbst auferlegte Strafen ausgeglichen
- Aktiver Modus:
  - Anklagend, Schuld wird immer anderen zugeschrieben, Schuldgefühle werden auf andere abgewälzt, keine Bereitschaft, anteilig Schuld zu übernehmen

(6) Ödipaler Konflikt

- Zentrales Motiv: Aufmerksamkeit und Anerkennung als Frau oder Mann gewinnen (nicht Selbstwert), sich anderen zeigen wollen, bei anderen etwas gelten wollen, Kontakt zu anderen erotisch gestalten und genießen wollen
- Leitaffekt: **Erotisierung**
- Passiver Modus:
  - Graue Maus, sich harmlos und unattraktiv im Hintergrund halten, sich wenig anerkannt und sexuell attraktiv fühlen, sich unterlegen fühlen, nachgeben, Sexualität aus der Wahrnehmung verdrängen, Schüchternheit
- Aktiver Modus:
  - Durch unangemessenes erotisierendes oder provokatives Verhalten im Mittelpunkt stehen, sich in Szene setzen, glänzen und verführen wollen, Rivalisieren, stark wechselnde, zum Teil dramatische Emotionen, »Platzhirsch« / «Diva«

(7) Identitätskonflikt (Identität vs. Dissonanz)

- Unsicherheit in der Identität, weil sich Widersprüche ergeben zwischen z. B. Körper-, Geschlechts-, Familienidentität, religiöser-, sozialer-, politischer-, beruflicher Identität (z. B. sozialer Aufstieg vs. Identifikation mit sozialer Identität)
- Leitaffekt: **Unsicherheit**
- Passiver Modus:
  - Identitätsdissonanzen werden verleugnet, was zu einem chronischen Identitätsmangel führen kann »Wer bin ich? Wo gehöre ich hin?«
- Aktiver Modus:
  - Aktives Überspielen der Unsicherheit in der Identität, Kompensieren durch Konstruktion von Identität (z. B. in Übernahme neuer Familienidentität nach Heirat)

Frühe Konflikte, strukturelle Folgen und spätere OPD-Konflikte

Grundkonflikt der Nähe (erstes Halbjahr)	
Fähigkeit	Selbst-Objekt-Differenzierung, Intentionalität, Verlebendigung des Selbst durch kommunikative Verbundenheit
Spannung	Hinwendung, Beziehungsaufnahme vs. Rückzug, Vermeidung, Näheangst
Leitaffekt	Diffuse Erregung, wenig Differenzierung in Affekten
Folgen	Strukturelle Einschränkungen in der Selbst- Objektwahrnehmung, Steuerung
Möglicher aktualisierter Konflikt nach OPD	Individuations-Abhängigkeits-Konflikt, aber höherer struktureller Anteil
Grundkonflikt der Individuation (depressiver Grundkonflikt) (2. Halbjahr bis 2. LJ)	
Fähigkeit	Mithilfe wichtiger Objekte Gefühl von Sicherheit, Liebenswertheit, Lebendigkeit im eigenen Selbst und im Körper finden
Spannung	Objektsehnsucht vs. Unerreichbarkeit des Objektes / Objektenttäuschung
Leitaffekt	Schmerz, Wut, Traurigkeit, Verzweiflung, Enttäuschungswut, Scham
Unbewusste Angst	Das wichtige Objekt zu verlieren
Folgen	Wunsch nach idealisierten Objekten vs. wütendes Zurückstoßen enttäuschender Objekte, Schwierigkeiten in der Steuerung von Affekten, Bindungsgestaltung
Möglicher aktualisierter Konflikt nach OPD	Selbstwertkonflikt, Versorgungs-Autarkie-Konflikt

Frühe Konflikte, strukturelle Folgen und spätere OPD-Konflikte

Grundkonflikt der Autonomie (etwa 2. bis 3. LJ)	
Fähigkeit	Der eigenen Neugier folgen, selbstbestimmt wollen und handeln können
Spannung	Selbstbestimmtes Handeln vs. ängstliche Sorge um den Fortbestand sicherer Bindung
Unbewusste Angst	Selbstverfügbarkeit und die wohlwollende Zustimmung anderer zu verlieren
Leitaffekt	Angst, Panik, phobische Vermeidung
Folgen	Verzicht auf selbstbestimmtes Handeln, an zwanghaften Prinzipien
Möglicher aktualisierter Konflikt nach OPD	Kontrolle-Unterwerfungs-Konflikt, Schuldkonflikt
Grundkonflikt der Identität (etwa 3. bis 6. LJ)	
Fähigkeit	Eindeutige Positionierung im soz. Netzwerk, in der Generation, im Geschlecht
Spannung	In der eigenen Identität angenommen werden vs. Angst vor Ablehnung Wunsch nach Eindeutigkeit vs. Uneindeutigkeit durch Rollenkonflikte
Leitaffekt	Verwirrung durch unlösbare Widersprüche, Ratlosigkeit
Folgen	Rollenhaftigkeit, aufgesetzte Affekte
Möglicher aktualisierter Konflikt nach OPD	Ödipaler Konflikt, Identitätskonflikt

OPD: Items der Achse 4

Bezug zum Selbst	Bezug zum Objekt
1a. Selbstwahrnehmung ▶ Selbstreflexion ▶ Affektdifferenzierung ▶ Identität	1b. Objektwahrnehmung ▶ Selbst- / Objektdifferenzierung ▶ Ganzheitliche Objektwahrnehmung ▶ Realistische Objektwahrnehmung
2a. Selbstregulierung ▶ Impulstoleranz ▶ Affekttoleranz ▶ Selbstwertregulierung	2b. Regulierung des Objektbezugs ▶ Beziehung schützen ▶ Interessensausgleich ▶ Antizipation
3a. Kommunikation nach innen ▶ Affekte erleben ▶ Fantasien nutzen ▶ Körperselbst	3b. Kommunikation nach außen ▶ Kontaktaufnahme ▶ Affektmitteilung ▶ Empathie
4a. Bindung an innere Objekte ▶ Internalisierung ▶ Introjekte nutzen ▶ Variable Bindungen	4b. Bindung an äußere Objekte ▶ Bindungsfähigkeit ▶ Bindung annehmen ▶ Bindung lösen
5. Struktur gesamt	

AB 10 • TP

Beziehungsdynamik

Perspektive A (Mein Erleben)	
Ich erlebe mich immer wieder so, dass andere …	Ich erlebe andere immer wieder so, dass …
Perspektive B (Das Erleben der anderen)	
Andere erleben mich immer wieder …	Andere erleben sich gegenüber mir immer wieder so, dass …

Qualitative Forschung

Die psychodynamischen Modelle werden sowohl anhand von quantitativen als auch qualitativen Methoden beforscht. Im Folgenden soll ein kurzer Einblick in die qualitative Herangehensweise erfolgen, da diese einige spezifische Vorteile für die Beforschung psychodynamischer Phänomene bietet (z. B. Übertragungsphänomene darstellen, therapeutische Situation detailliert erfassen über die therapeutische Beziehung als mächtigen Wirkfaktor) im Gegensatz zur bzw. als wichtige Ergänzung der sonst dominierenden quantitativen Forschung.

Dekonstruktive Hermeneutik

Die dekonstruktive Hermeneutik repräsentiert eine bedeutende methodische Herangehensweise in der qualitativen Forschung, insbesondere bei der Interpretation von Texten und der Analyse von Sinnzusammenhängen. Dieser Ansatz kann in drei zentralen Phasen skizziert werden: Konstruktion, Dekonstruktion und Rekonstruktion, die zusammen eine kohärente Methode zur Untersuchung komplexer sozialer Phänomene bilden (Brosig et al., 2006).

(1) In der **Konstruktionsphase** werden Narrative oder Geschichten innerhalb der untersuchten Themen identifiziert und rekonstruiert. Diese Phase kann analog zu der Klarifikationsphase, z. B. im Rahmen von Erstgesprächen, verstanden werden. Diese Narrative bieten Einblicke in individuelle Perspektiven und Erfahrungen, die von großer Bedeutung sind, um die Tiefe und Komplexität des Forschungsgegenstands zu verstehen.

(2) Die **Dekonstruktionsphase** zielt darauf ab, diese erstellten Narrative zu analysieren und zu dekonstruieren, um tiefere Bedeutungsebenen zu enthüllen. Diese Phase kann analog zur Konfrontationsphase und Deutungsphase verstanden werden. Während dieser Prozess den scheinbaren Sinn in Frage stellen kann, ist sein Hauptziel, neue und tiefere Einsichten zu gewinnen.

(3) In der **Rekonstruktionsphase**, werden Hypothesen, Modelle oder Theorien entwickelt, die auf den gewonnenen Erkenntnissen basieren. Diese Phase kann analog zur Phase des Durcharbeitens (gegen den Wiederholungszwang) verstanden werden. Dabei kann Einsicht das Erleben verändern und Veränderung herbeiführen (z. B. aggressive Regungen müssen nicht mehr verdrängt werden und können dadurch nutzbar für Abgrenzung werden). Dieser Schritt ermöglicht es, umfassendere Erklärungen für komplexe Phänomene zu konstruieren und geht über die bloße Textinterpretation hinaus.

Wichtig

Im Rahmen der qualitativen Forschung steht die Suche nach dem Unbekannten im Mittelpunkt. Die Beurteilung qualitativer Forschung, gemäß den Kriterien von Petry (2016), betont ein systematisches Vorgehen, eine argumentative Absicherung des gesamten Forschungsprozesses und die intersubjektive Nachprüfbarkeit der Erkenntnisse. Dies gewährleisteten die Robustheit und Überprüfbarkeit der Forschung in diesem methodisch anspruchsvollen Kontext. Die qualitative Forschung trägt dazu bei, ein tieferes Verständnis der menschlichen Psyche und der psychodynamischen Prozesse zu entwickeln.

Qualitative Forschung

Spezifische Aspekte der psychodynamischen Theorie und Therapie können dadurch verfeinert werden:

- **Vertiefte Einblicke in individuelle Erfahrungen**: Die psychodynamischen Therapien zielen darauf ab, individuelle Erfahrungen, Konflikte und unbewusste Prozesse zu verstehen. Qualitative Forschungsmethoden wie Interviews, Fallstudien und Selbstberichte ermöglichen es, tief in die inneren Erlebniswelten von Patient:innen einzutauchen und die einzigartigen psychodynamischen Prozesse zu erforschen, die in der Therapie auftreten.
- **Exploration von unbewussten Prozessen**: Die psychodynamischen Therapien betonen die Bedeutung unbewusster Prozesse im Verhalten und in der emotionalen Regulation. Qualitative Forschung kann dazu beitragen, diese unbewussten Prozesse aufzudecken, indem sie es den Menschen ermöglicht, ihre Gedanken und Gefühle auszudrücken und sie zu reflektieren.
- **Forschung zur Wirksamkeit**: Qualitative Forschung kann dazu beitragen, die Wirksamkeit zu untersuchen, indem sie die Erfahrungen der Patient:innen und die Veränderungen in ihrer psychischen Gesundheit dokumentiert. Dies kann zur Verbesserung der Therapie beitragen und die Grundlage für evidenzbasierte Praktiken schaffen.
- **Entwicklung neuer Konzepte**: Qualitative Forschung kann dazu beitragen, neue Konzepte und Modelle zu entwickeln. Dies kann die Entwicklung von Konzepten wie psychischer Widerstand, Übertragung und Gegenübertragung unterstützen, die zentralen Elemente der psychodynamischen Theorie und Praxis sind.

Fazit

Insgesamt trägt die qualitative Forschung dazu bei, das Verständnis der psychodynamischen Therapien als therapeutische Methode und als theoretisches Konzept zu vertiefen. Sie ermöglicht es, die vielschichtigen psychodynamischen Prozesse zu erkunden und bietet Einblicke in die individuellen Erfahrungen und Veränderungen.

II Neurotische Behandlungsgruppen

4 Konfliktorientiertes Arbeiten

In diesem Kapitel soll ein Überblick über die neurotische oder auch konfliktorientierte psychodynamische Behandlung gegeben werden. Exemplarisch werden dafür in den folgenden Abschnitten einige Krankheitsbilder verwendet, um einen Einblick in diese zu gewährleisten. Im Rahmen einer Unterscheidung in symbolische (reife) und asymbolische (unreife) Symptome wurden die Abschnitte zu den Angststörungen sowie zur Psychosomatik in zwei Gruppen unterteilt. Es gilt vorab festzuhalten, dass die psychodynamische Perspektive nur einen Erklärungsansatz darstellt, welcher zumeist im Rahmen eines biopsychosozialen Modells integriert und betrachtet werden kann. Auch besteht in der beispielhaften Auflistung der Störungsgruppen sowie Behandlungsansätzen keinerlei Anspruch auf Vollständigkeit, da sich aufgrund menschlicher Individualität und ambiguen Lebensperspektiven jedes Symptom auch gänzlich anders darstellen kann.

4.1 Psychodynamische Einordnung

Der neurotische Konflikt, wie von Freud in seinen wegweisenden Arbeiten zur Hysterie und Abwehrneurosen (1894, 1895) beschrieben, ist ein fundamentales Konzept in der psychoanalytischen Theorie. Der traditionelle Neurosenbegriff beschreibt eine langanhaltende, allgemeine psychische Verhaltensstörung. Neurotiker:innen können diese nicht kontrollieren, sind sich jedoch ihres (erworbenen) Leidens bewusst und in der Lage, die Ursachen zu analysieren. Ein differentialdiagnostisches Kriterium zur Abgrenzung von Psychosen war unter anderem, dass Neurotiker:innen ihre Probleme als in sich selbst liegend erkennen können, während von einer Psychose Betroffene im akuten Fall an der Unfähigkeit leiden, ihre innerpsychische Situation (etwa das Stimmenhören) von der umgebenden Realität zu unterscheiden. Die Übergänge zwischen Neurose und Psychose sind jedoch fließend.

Neurotische Konflikte entstehen, wenn sich gegenläufige Tendenzen nicht mehr vereinbaren lassen, insbesondere zwischen Triebwünschen und ihrer Abwehr. Symptome, die durch unbefriedigte Triebwünsche ausgelöst werden, verweisen auf frühere ungelöste Konflikte (sog. reaktualisierter Grundkonflikt). In der psychodynamischen Theorie beeinflussen zeitlich überdauernde Konflikte, auch als neurotische Fixierung bezeichnet, kontinuierlich das Verhalten durch ein rigides Entweder / Oder. Solche Konfliktmuster müssen aktuell dysfunktional sein, einen Leitaffekt aufweisen und durch Übertragung und Gegenübertragung validierbar sein. Versuchungs- und Versagungssituationen sowie Schwellensituationen (z. B. Umzug, Renteneintritt) können unbewusste Konflikte reaktivieren. Die daraus entstehende Konfliktspannung führt zu Angst, die durch Abwehrmechanismen als Gesamtheit aller Versuche zur Angstvermeidung bewältigt wird. Dieser Prozess führt letztlich zu einer Kompromissbildung zwischen verschiedenen Konfliktanteilen, die sich in neurotischen Symptomen manifestieren können. Die Bearbeitung von Symptomen erweist sich als sinnstiftend und erweiternd, da sie als Türöffner zu anderen biografisch bedingten Themen fungieren kann. Das Konfliktmodell verdeutlicht den Zusammenhang zwischen der unbewussten Auseinandersetzung mit früheren Konflikten und der Entstehung von neurotischen Symptomen in aktuellen Situationen.

4.2 Die Phasen der psychosexuellen Entwicklung

Freud entwickelte die Theorie der psychosexuellen Entwicklungsphasen, in denen diese Konflikte potenziell angelegt werden können. Er argumentierte, dass die Persönlichkeit eines Individuums durch seine Erfahrungen und Konflikte in verschiedenen Entwicklungsstadien geformt wird, die mit spezifischen psychosexuellen Bedürfnissen verbunden sind. Jede dieser Phasen wird mit einer spezifischen (lustvollen) Erfahrung verknüpft, die altersgerecht bespielt wird und mit einer Erweiterung der Ich-Entwicklung einhergeht. Die Fixierung in einer der Phasen kann zu psychischen Symptomen führen, oder aber über das sogenannte »Somatische Entgegenkommen« (1905), auch physische Symptome aktivieren. Die fünf Hauptstadien der psychosexuellen Entwicklung nach Freud werden beschrieben als:

- **Orale Phase** (etwa 0–1,5 Jahre): In der oralen Phase steht die Stimulation und Befriedigung der Mundzone im Vordergrund. Säuglinge erfahren Lust durch das Saugen und Beißen. Im Rahmen der Ich-Entwicklung überwiegen Themen von Urvertrauen und Bindung. Die Selbst- und Objekttrennung ist dabei noch nicht etabliert.
- **Anale Phase** (etwa 1,5–3 Jahre): Die anale Phase ist durch die Kontrolle und Befriedigung der Ausscheidungsfunktionen gekennzeichnet. Das Kind erfährt dadurch, dass es sich selbst und den eigenen Körper autonom regulieren und kontrollieren kann. Im Rahmen der Ich-Entwicklung überwiegen Themen von Autonomie vs. Abhängigkeit sowie die Selbst- und Objektdifferenzierung.
- **Phallische Phase** (etwa 3–6 Jahre): Die phallische Phase ist geprägt von der Entdeckung der eigenen Genitalien und der Entwicklung des Ödipuskomplexes. Die Organisation der Geschlechtsidentität beginnt. Die ursprüngliche Fassung des Komplexes beschreibt eine kindliche Anziehung gegenüber dem gegengeschlechtlichen Elternteil und ein gleichzeitig auftretendes Rivalisieren mit dem gleichgeschlechtlichen Elternteil. Heutige Weiterentwicklungen der ödipalen Kernidee isolieren den Gedanken von Geschlechtlichkeit und fassen die ödipale Thematik als Einführung des Dritten zusammen (unabhängig von Geschlecht). Dabei geht es um die Vervollständigung des Beziehungserlebens und damit auch um die Möglichkeit, sich von Menschen ab- und anderen zuwenden zu können, ohne einen Beziehungs- und / oder Bindungsabbruch zum anderen befürchten zu müssen. Melanie Klein (1928) ergänzte Freuds phallische Phase durch den »Frühen Ödipuskomplex«, der (nach der Überwindung des Fremdelns) eine erste Differenzierung zwischen den beiden Betreuungspersonen zeigt. Der Frühe Ödipuskomplex beschreibt dabei einen Ablösungsprozess mit dem Gefühl der Verlorenheit, die »Trennungskrise« (1928).
- **Latenzphase** (etwa 6–12 Jahre): In der Latenzphase treten die psychosexuellen Impulse vorübergehend in den Hintergrund und Kinder konzentrieren sich auf schulische und soziale Aktivitäten (sogenannte Sublimierung). Freud betrachtete diese Phase als eine Zeit der psychosexuellen Ruhe, in der sich die Energie auf die Entwicklung intellektueller und sozialer Fähigkeiten konzentriert. Letzteres zeigt sich vor allem durch die Exploration neuer Beziehungskonstellationen. Eigene Freunde und spätere Partnerschaften gewinnen nun an Bedeutung für das Kind, im Idealfall wird die familiäre Hierarchisierung dadurch flacher und ein schuldfreier Aufbau eigener familiärer Strukturen möglich. Zudem wird die Welt des Wissens entdeckt.
- **Genitale Phase** (ab Adoleszenz): Innerhalb der genitalen Phase richtet sich die Energie auf die erstmalige Entwicklung erwachsener, reifer Beziehungen. Eine erfolgreiche Durchführung der vorherigen Phasen führt zu einer gesunden psychischen Entwicklung und der Fähigkeit, emotionale und intime Beziehungen einzugehen. Im Rahmen der Ich-Entwicklung besteht eine beginnende Persönlichkeitsreife mit einhergehender Festigung der Geschlechtsidentität.

Wichtig

Im Rahmen der Metapsychologie nach Laplanche und Pontalis (2022) zeigen sich zusammenfassend zwei potenzielle Konfliktebenen, die in die jeweilige psychosexuelle Phase eingeordnet werden können:

(1) **Topische Ebene** (Instanzenkonflikt): Konflikt zwischen Systemen (Unbewusst-Bewusst) oder Instanzen (Ich vs. Es vs. Über-Ich)

(2) **Ökonomisch-dynamische Ebene** (Triebkonflikt): Konflikt zwischen verschiedenen Trieben (Selbsterhaltungs- vs. Sexualtriebe; narzisstische vs. objektbezogene Triebe; Lebens- vs. Todestriebe).

4.3 Die Kunst des Deutens

Das Deuten wurde anhand der Traumdeutung als eine grundlegende Säule von Freuds psychoanalytischer Theorie entwickelt, die 1900 in seinem gleichnamigen Werk dargelegt wurde. Hierbei betonte Freud die Bedeutung von Träumen als Via Regia (Freud, 1900), als Königsweg, um auf die tiefen Schichten des persönlichen Unbewussten zuzugreifen.

> »Und der Wert(h) des Traumes für die Kenntnis der Zukunft? Daran ist natürlich nicht zu denken. Man möchte dafür einsetzen: Für die Kenntnis der Vergangenheit. Denn aus der Vergangenheit stammt der Traum in jedem Sinne. Zwar entbehrt auch der alte Glaube, dass der Traum uns die Zukunft zeigt, nicht völlig des Gehalts an Wahrheit. Indem uns der Traum einen Wunsch als erfüllt vorstellt, führt er uns allerdings in die Zukunft; aber diese vom Träumer für gegenwärtig genommene Zukunft ist durch den unzerstörbaren Wunsch zum Ebenbild einer Vergangenheit gestaltet.«
>
> Freud, 1900, S. 371

Freud erkannte, dass Träume nicht nur Wunscherfüllungen darstellten, sondern auch verdrängte Wünsche und Konflikte aufdeckten, wobei äußere und innere Sinneseindrücke sich wechselseitig beeinflussten. Nach Freud handelte es sich oft um verdrängte Triebregungen infantil-libidinöser Art, die sich der bewussten Wahrnehmung entzogen und stattdessen durch symbolische Darstellungen im Traum ausgedrückt wurden, um dem inneren Zensor zu entgehen. Symbolisierung wird erklärt als ein Prozess, bei dem ein Element durch ein anderes repräsentiert wird. Ein Symbol kann ein Wort, eine Person, ein Gegenstand, ein Zustand oder eine Figur sein, die auf einen anderen Zustand verweist, ihn so symbolisiert. Diese Fähigkeit zur Repräsentation ist eine bedeutende Errungenschaft des Menschen, da sie umfangreiche Freiheiten beim Denken und Fühlen eröffnet (Mentzos, 2017). Freud entwickelte das Konzept des Deutens, indem er versuchte, das Latente im Manifesten zu entdecken. So versuchte er den Sinn eines Traumes zu entschlüsseln, um damit den Trauminhalt in einen personalen Zusammenhang einzuordnen (ebenso neurotische Symptome, Tagträume, Fehlhandlungen, Kunstwerke). Auch heute werden Träume in den psychodynamischen Therapien genutzt, um unbewusstes oder vorbewusstes Material zu nutzen. Dabei werden Patient:innen ermutigt, einen Traum ausführlich zu erzählen. Das therapeutische Gegenüber ist angehalten, sich zurückzunehmen und die Alogik des Traumes zu akzeptieren, um eine bildhafte und visuelle Darstellung des Traumes zu erhalten. Mit Hilfe der Bilder des / der Betroffenen und der eigenen Fantasien können dann unterschiedliche Techniken angewandt werden.

Wichtig

Freud verstand das Deuten als Offenlegung unbewusster Inhalte und nutzte diese frühe Idee im Rahmen der therapeutischen Kur, um Symptome besser verstehen und strukturieren zu können. Die Kunst des Deutens in psychodynamischen Therapien ist ein zentraler Aspekt der Therapie, bei dem der / die Therapeut:in Mitteilungen an den / die Betroffenen macht, um unbewusste Bedeutungen von Verhalten und Gedanken aufzudecken. Dies ermöglicht Patient:innen, ein tieferes Verständnis der eigenen Motive, Gefühle und Symptome zu entwickeln, insbesondere im Zusammenhang mit vergangenen Beziehungserfahrungen.

Die beschriebenen Übertragungs- und Gegenübertragungsphänomene werden heute als Werkzeuge des Deutens angesehen. Die Übertragung wurde bereits zu Beginn als Werkzeug des Deutens verstanden. Dabei sollte diese bearbeitet werden, um die ursprüngliche Neurose zu ersetzen. Die Gegenübertragung, das Erleben des / der Therapeut:in in Bezug auf die Übertragung des / der Betroffenen, wurde früher als störend angesehen, ist jedoch heute ein wichtiges diagnostisches und therapeutisches Instrument. Aus heutiger Sicht sollte der / die Therapeut:in in der Lage dazu sein, die eigenen unbewussten Reaktionen auf den / die Betroffene:n zu erkennen und zu reflektieren, um eine gesunde therapeutische Beziehung zu fördern. Die Gegenübertragung beinhaltet oft Körpergefühle, die wichtige Informationen über die Beziehungsdynamik liefern. Gegenübertragung kann sich sowohl innerhalb als auch außerhalb der therapeutischen Situation und auch verzögert zeigen. Deutungen können im Hier und Jetzt erfolgen, indem sie auf die Übertragung im aktuellen Moment abzielen oder sie können genetisch gesetzt werden, mithilfe eines biografischen Bezugs. Im Rahmen einer psychoanalytischen Behandlung werden zumeist genetische Übertragungsdeutungen gemacht, während im Rahmen der tiefenpsychologisch fundierten Psychotherapie meist meist Deutungen bezogen auf den Inhalt im Hier und Jetzt erfolgen.

Psychische Transformationsprozesse betonen die Wichtigkeit der Deutung bei der Bewusstmachung und Veränderung von seelischen Prozessen. Die Deutung schreibt einem psychischen Phänomen Bedeutung und Kausalität zu und macht sie den Betroffenen dadurch bewusst. Die Effektivität von Deutungen wird als mutativ angesehen, wenn sie dazu beitragen, den negativen Zyklus zwischen Projektion und Übernahme negativer Vorstellungen zu unterbrechen und stattdessen eine positive, tatsächliche Beziehung zum Objekt fördern. Forschungsergebnisse zeigen, dass die Qualität der therapeutischen Beziehung und die Exaktheit der Deutungen wichtige Faktoren für den Therapieerfolg darstellen. Das Deuten im richtigen Moment ist eine Kunst, die immer wieder auch mit eigenen therapeutischen Fehlern und / oder schwierigen therapeutischen Momenten einhergehen kann.

Tipp

Das ungenaue oder zu frühe Deuten kann die Abwehr von Betroffenen verstärken und die therapeutische Allianz riskieren. Eine gute Passung und ein gutes Timing sind zentrale Einflussfaktoren des Deutens. Gelingt es, eine Dialektik aus Kreativität und Technik im richtigen Moment zu erzeugen, können Deutungen Einsicht generieren, dem Symptom damit einen Sinn erteilen und die therapeutische Beziehung stärken.

Zusammenfassend ist die Kunst des Deutens ein komplexer Prozess, der dazu dient, unbewusste Bedeutungen und Motive bei dem / der Betroffenen aufzudecken und Veränderungen in Bewegung zu bringen. Es erfordert ein tiefes Verständnis der Struktur der Persönlichkeit und die Fähigkeit des therapeutischen Gegenübers, interpretative und nicht-interpretative Techniken passend einzusetzen, um die Therapie erfolgreich zu gestalten.

Arbeits- und Informationsmaterial

INFO 11 Besonderheiten der neurotischen Behandlungsgruppen

Das Informationsblatt zeigt spezifische Herausforderungen in der Behandlung mit neurotischen Patientengruppen. Neben individuellen Faktoren bestehen einige Merkmale im Erleben und Verhalten, die bei vielen dieser Patient:innen auftreten und ihre Wirkung auf den therapeutischen Prozess entfalten können.

INFO 12 Beispielantrag neurotischer Patient

Das vorliegende Informationsblatt soll dem / der Behandelnden einen beispielhaften Antrag an den Gutachter zu einem neurotischen Patienten aufzeigen.

INFO 13 Psychosexuelle Phasen im Überblick

Das vorliegende Informationsblatt fasst die psychosexuellen Phasen und deren Entwicklungen nach Freud zusammen. Es ist hilfreich, die mit den Begrifflichkeiten zusammenhängende Symbolik zu verknüpfen. So können die alten Begriffe aktuelle Perspektiven anbieten.

AB 11 Strukturierung einer Hypothese
Das vorliegende Arbeitsblatt gibt Behandelnden die Möglichkeit, eine psychodynamische Hypothese zu strukturieren. Diese dient dem therapeutischen Verständnis und der therapeutischen Planung. Auch wenn diese im Verlauf modifiziert werden kann, dient die erste Hypothese als wichtiger Anhaltspunkt.

AB 12 Deutungsidee formulieren
Das vorliegende Arbeitsblatt dient Behandelnden zur Vorbereitung von Deutungen. Es erfordert viel Übung, Deutungen so zu formulieren, dass sie als hilfreich erlebt werden können, authentisch sind und trotzdem auch aufdeckend wirksam werden können. Das Arbeitsblatt motiviert dazu, über Deutungen nachzudenken und diese vorzubereiten.

AB 13 Techniken der Traumdeutung
Das vorliegende Arbeitsblatt soll Behandelnden bei einer Traumdeutung assistieren und erste Impulse anbieten, sofern man sich noch nicht ganz auf seine eigene Intuition verlassen möchte. Das Arbeitsblatt vereinfacht den Anfang dieser Intervention.

AB 14 Träume erinnern
Das vorliegende Arbeitsblatt motiviert Patient:innen, sich mehr mit ihren Träumen zu beschäftigen. Je mehr wir mit diesen arbeiten, desto besser können diese erinnert werden. Das Arbeitsblatt sollte am besten direkt am Morgen nach dem Aufwachen ausgefüllt werden. Es kann zudem von den Patient:innen mit in die Therapie gebracht werden.

INFO 11 • T

Besonderheiten der neurotischen Behandlungsgruppen

Neurotische Patient:innen zeichnen sich, neben individuellen Faktoren, durch verschiedene Besonderheiten aus, die sich auf ihre psychische Verfassung und die Interaktionen im Rahmen der Therapie auswirken können:

- **Konflikthaftes Erleben**

  Innere Konflikte werden stark erlebt, daher entstehen auch im Übertragungsraum Widersprüche und Ambivalenzen zwischen Bedürfnissen, Ängsten und Werten.

- **Reife Abwehrmechanismen**

  Neurotische Patient:innen setzen verstärkt reife Abwehrmechanismen ein, um mit belastenden Emotionen umzugehen. Dazu gehören Verdrängung, Rationalisierung oder Intellektualisierung, die den Zugang zu unangenehmen Gefühlen erschweren können.

- **Zuverlässigkeit**

  Durch ausreichend intakte, regulative Fähigkeiten ist der therapeutische Prozess weniger von Störfaktoren auf der realen Ebene beeinträchtigt (sofern kein Widerstand gegen die Therapie vorliegt).

- **Rahmenbedingungen**

  Es besteht ein »klassisches« Setting, mit einer wöchentlich stattfindenden Einzelsitzung (in der Tiefenpsychologisch fundierten Psychotherapie) oder mehrere Stunden in der Woche (in der Psychoanalyse). Das Setting kann sitzend oder im Rahmen der psychoanalytischen Behandlung auch liegend stattfinden.

- **Mangelnde Flexibilität**

  Neurotische Patient:innen können in ihren Denkmustern und Verhaltensweisen oft unflexibel sein, da sie an bewährten Strategien festhalten, selbst wenn diese problematisch sind. Veränderungen können Ängste auslösen, da sie Unsicherheit und die Notwendigkeit zur Anpassung mit sich bringen. Zudem könnte durch Veränderung gegebenenfalls ein sekundärer Krankheitsgewinn ausbleiben. Dies kann therapeutische Fortschritte beeinflussen.

- **Introspektionsfähigkeit**

  Im Vergleich zu strukturschwachen Patient:innen können neurotische Patient:innen gut über sich selbst nachdenken und Einsichten generieren. Dies erleichtert die therapeutische Arbeit, kann gleichzeitig aber auch im therapeutischen Gegenüber zu Erwartungs- bzw. Leistungsdruck führen.

Beispielantrag neurotischer Patient

Aktualanamnese

Ein 31-jähriger Patient, Student der Elektrotechnik, sucht eigenmotiviert Hilfe auf, nachdem sich seine Partnerin nach einer dreimonatigen Beziehung von ihm getrennt habe. Dieses Muster kurzer Partnerschaften mit anschließendem Verlust wiederhole sich bereits zum vierten Mal. Innerhalb der Beziehungen betrachte er sich als stark, aufmerksam und fürsorglich, neige jedoch dazu, seine eigenen Bedürfnisse zu vernachlässigen. Zum Beispiel habe der Patient in der letzten Beziehung die Öffnung für Intimität mit anderen akzeptiert, obwohl dies nicht seinem Naturell entspreche. Die Partnerinnen empfanden ihn meist als einengend und suchten schnell die Distanz. Sein sehnlichster Wunsch sei es, eine eigene Familie zu gründen. Als Single fühle er sich einsam, traurig, antriebslos, energielos und auf sich selbst zurückgeworfen. Das übermäßige Grübeln, die wiederkehrenden Ängste für immer alleine sein zu müssen, führen zu einem depressiven Rückzug und der Vermeidung von sozialen Situationen. Den Wunsch nach Beziehung bei gleichzeitigem Vermeiden dieser betrachtet der Patient selbst als Dilemma. Aktuell helfe ihm nur die Flucht in »meine Bücher« und das Studium, welches ihn ablenke.

Biografie

Der Patient ist bei seinen Eltern aufgewachsen, die Großeltern seien jedoch immer eine wichtige zusätzliche Ressource für den Patienten gewesen. Er beschreibt seine Eltern als desinteressiert, den Vater dabei als abwesend und die Mutter ambivalent in ihrem Bindungsangebot. Im zwölften Lebensjahr trennten sich die Eltern und der Patient sollte selbst entscheiden, bei wem er leben möchte. Der Patient entschied sich, beim Vater leben zu wollen, unter der Bedingung, dass dieser nicht mehr für seinen Beruf wochenlang ins Ausland fahre. Dies sagte der Vater zunächst zu, hielt es aber nicht ein. Die eigene Mutter brach den Kontakt ab, da sie enttäuscht über die Entscheidung ihres Sohnes war. Die schulischen Leistungen wurden stetig schlechter, was zu zusätzlichen Streitigkeiten mit den Großeltern führte. Seine Großmutter habe ihm immer eine »liebe Frau« gewünscht.

Psychodynamik

Es wird vermutet, dass die frühkindlichen Bedürfnisse aufgrund des als desinteressiert erlebten Verhaltens der Eltern nicht ausreichend gespiegelt wurden und eine mangelnde Verinnerlichung positiver Introjekte vorliegt. Die Großmutter konnte vorübergehend diese mangelnde Selbstrepräsentanz kompensieren. Sie war ein zugewandtes, spiegelndes Objekt, das konstant präsent war, während er mehrere Trennungssituationen im Kindesalter mit den eigenen Eltern durchlebte. Die Schwierigkeiten, Beziehungen einzugehen, resultieren aus der Abhängigkeit von der Großmutter als einzigem stabilisierenden Selbstobjekt. Trennungssituationen bedeuten das Nichterfüllen der Ansprüche der Großmutter und einen erneuten drohenden Objektverlust, was aufgrund unsicherer Bindungserfahrungen als existenziell erlebt wird. Der Wunsch nach einer Beziehung und einer eigenen Familie zeigt die Sehnsucht nach grenzenloser Wertschätzung durch ein ideales Objekt. Die Partnerinnen suchen jedoch die Distanz, weil sie keinem Ideal, das nicht ihres ist (»liebe Frau«), entsprechen wollen. Aus den Trennungserfahrungen resultierende aggressive Impulse werden gegen sich selbst gerichtet, da sie die von außen abhängige Selbstrepräsentanz bedrohen.

Beispielantrag neurotischer Patient

Diagnose
Anpassungsstörung (ICD-10: F43.2) bei Versorgungs-Autarkiekonflikt (aktiver Modus) auf dem Boden einer depressiven Neurosendisposition bei gut integriertem Strukturniveau. Bevorzugte Abwehrmechanismen sind Verdrängung, Rationalisierung und Intellektualisierung.

Behandlungsplan
Die Behandlung erfolgt als einstündige, tiefenpsychologisch fundierte Psychotherapie mit einem Fokus auf der Konfliktbearbeitung. Insgesamt werden vorerst 12 Stunden beantragt, um die Beziehungsarbeit zu vertiefen und auf eine mögliche Langzeittherapie vorzubereiten. In der therapeutischen Beziehung soll der Patient vor allem Sicherheit und Wertschätzung erfahren. Ziel der Therapie ist im Anschluss die biografisch aufdeckende Arbeit an dem Konflikt. Es ist davon auszugehen, dass zu Beginn der Therapie viel Widerstand gegenüber diesen biografischen Themen entsteht. Dieser soll mithilfe der therapeutischen Beziehung langsam variabler werden. Zusätzlich soll der Patient dabei unterstützt werden, außerhalb der Therapie weitere stabilisierende Selbstobjekterfahrungen zu machen. Der Patient zeigt eine hohe Veränderungsbereitschaft, Zuverlässigkeit, Therapiemotivation sowie ausreichende soziale und persönliche Ressourcen für die Therapie.

INFO 13 • T

Psychosexuelle Phasen im Überblick

Psychosexuelle Entwicklung nach Freud				
Phase	**Alter**	**Zone lustvoller Erfahrung**	**Art und Funktion von Motivation (sog. Triebbefriedigung)**	**Ich-Entwicklung**
Oral	Etwa 1. LJ	Mundregion	Lutschen, Saugen	Urvertrauen, Bindung, Selbst- und Objekttrennung nicht etabliert
Anal	Etwa 2–3. LJ	Analregion	Interesse an Exkrementen, Reinlichkeitserziehung, Triebkontrolle	Autonomie- vs. Abhängigkeit, Trennung, Trotz, Selbst- und Objekttrennung etabliert
Phallisch	Etwa 3–6. LJ	Genitalregion	Exploration der eigenen Geschlechtsorgane, Doktorspiele, Exploration	Organisation der eigenen Geschlechtsidentität
Latenz	Etwa 6–10. LJ	Kognition	Sublimierung, Neugier, Wissensdurst	Persönlichkeitsreifung, Festigung der Geschlechtsidentität
Adoleszenz	Etwa ab 10. LJ	Integration aller Regionen	Erwachsene Integration aller Zonen	Intimität, Sexualität, Partnerschaft

AB 11 • T

Strukturierung einer Hypothese

Behandlungsplanung

Frühkindliche Situation und Strukturniveau

....

....

Grundkonflikt und Abwehrmechanismen

....

....

Aktualkonflikt

....

....

Unbewusster Konflikt nach OPD und Diagnose

....

....

Primärer und sekundärer Krankheitsgewinn

....

....

Aktuelle Themen in der Behandlung

....

....

AB 12 • T

Deutungsidee formulieren

Anleitung

Bitte versuchen Sie im Folgenden einige Möglichkeiten für Deutungen zu formulieren.

(1) Inhaltsdeutung im Hier und Jetzt

....

....

(2) Genetische Inhaltsdeutung

....

....

(3) Übertragungsdeutung im Hier und Jetzt

....

....

(4) Genetische Übertragungsdeutung

....

....

(5) Gegenübertragungsdeutung im Hier und Jetzt

....

....

(6) Genetische Gegenübertragungsdeutung

....

....

(7) Widerstandsdeutung gegenüber dem therapeutischen Fortschritt

....

....

Techniken der Traumdeutung

Beschreibung des Traums:

....

....

....

Assoziationen zum Traum

Einfälle der Patient:innen selbst:

....

....

Mit dem Traum zusammenhängende Gefühle der Patient:innen:

....

....

Einfälle der Therapeut:innen:

....

....

Mit dem Traum zusammenhängende Gefühle der Therapeut:innen:

....

....

Prominente Traumelemente herausnehmen und deren mögliche Bedeutung:

....

....

....

Techniken der Traumdeutung

Wiederholt auftretende Symbole:

....

....

Veränderungen der Traumwelt über den therapeutischen Verlauf:

....

....

Biografisches Deuten zum Traum: manifesten Trauminhalt deuten

Manifeste Trauminhalte:

....

....

....

Latente Trauminhalte:

....

....

Beispiel Gesättigte Deutung:

....

....

....

Beispiel Ungesättigte Deutung:

....

....

....

AB 14 • P

Träume erinnern

Datum	Traumereignis	Symbole / Bilder / Farben	Emotionen

5 Die Psychodynamik der Depression

Psychodynamische Überlegungen

Die Internationale Klassifikation der Krankheiten (ICD) definiert affektive Störungen, zu denen auch Depressionen gehören, als eine Gruppe von psychischen Erkrankungen, die durch anhaltende Veränderungen der Stimmung und des emotionalen Zustands gekennzeichnet sind. Es werden verschiedene Unterkategorien festgelegt, die spezifische Aspekte von affektiven Störungen abdecken, darunter depressive Episoden, rezidivierende depressive Störungen und anhaltende affektive Störungen. Die Depression äußert sich durch eine andauernde, tiefe Traurigkeit, den Verlust von Interesse oder Freude an früheren Aktivitäten und einen anhaltenden Energiemangel. Schlafstörungen, Gewichtsveränderungen, Selbstwertprobleme, Konzentrationsschwierigkeiten und sozialer Rückzug sind weitere häufige Symptome. Suizidgedanken können ebenfalls auftreten. Zum Verständnis der latenten Bedeutung bei der Depression folgt die psychodynamische Einordnung, die im Rahmen eines biopsychosozialen Modells, mithilfe einer triebtheoretischen (libidotheoretischen), objektpsychologischen sowie selbstpsychologischen Einordnung integriert werden sollte.

In seinem Werk »Trauer und Melancholie« von 1917 differenziert Freud zwischen normaler Trauer, die auf bewusster Ebene stattfindet, und pathologischer Trauer, die besonders im Rahmen der Melancholie auf unbewusster Ebene verortet wird. In der normalen Trauer erfolgt bewusst ein Verzicht des Subjekts auf das verlorene Objekt, während innerhalb der Melancholie ein unbewusster Libidorückzug stattfindet. Hier versucht das Ich, das verlorene Objekt durch narzisstische Identifizierung zu internalisieren. Bei der Trauer geht es also darum, das verlorene Objekt zu verabschieden und bei der Melancholie (ähnlich der Differenzialdiagnose einer Prolongierten Trauerstörung im ICD-11) geht es darum, das verlorene Objekt in sich zu konservieren. Ersteres bedeutet nach dieser Definition Veränderung, zweiteres Verleugnung. Bereits Freud (1917, S. 431) betonte den Unterschied im regressiven Prozess der Melancholie im Vergleich zur Trauerarbeit: »Bei der Trauer ist die Welt arm und leer geworden, bei der Melancholie ist es das Ich selbst.« Er stellte fest, dass eine tatsächliche oder fantasierte Verlustsituation oder Kränkung die Beziehung zu den ausgewählten Objekten beeinträchtigt. Dies führt letztendlich zur Verinnerlichung des ambivalent geliebten oder gehassten Objekts. Der resultierende Hass auf das einst äußere Objekt manifestiert sich im Inneren des / der Depressiven und richtet sich gegen das eigene Ich. Dies erklärt die Selbstanklage des / der Depressiven und das erhöhte Suizidrisiko durch Autoaggression (Etzersdorfer, 2002).

Otto Fenichel (1983) unterscheidet zudem zwischen »neurotischer« und »psychotischer« Depression. Bei der neurotischen Depression liegt der Fokus auf der Auseinandersetzung mit äußeren Objekten, während bei der psychotischen (endogenen) Depression die Auseinandersetzung vorrangig mit verinnerlichten Objekten erfolgt. Bei neurotischen Depressionen handelt es sich um den (verzweifelten) Versuch, von einem Objekt die lebensnotwendige Zuwendung zu erlangen. Im Gegensatz dazu hat bei psychotischen Depressionen ein tatsächlicher Objektverlust stattgefunden und die Bewältigungsversuche konzentrieren sich ausschließlich auf das Über-Ich.

Wichtig

Im Rahmen einer objektpsychologischen Perspektive ist es wichtig zu betonen, dass die Unterscheidung zwischen neurotischer und psychotischer Depression nicht bedeutet, dass äußere Objekte isoliert betrachtet werden sollten. Selbst bei der Beschäftigung mit äußeren Objekten ist deren innerpsychisches Abbild (sogenannte Objektrepräsentanz) und die verinnerlichte Objektbeziehung zu berücksichtigen (Etzersdorfer, 2002).

Die Selbstpsychologie differenziert im Rahmen der Auseinandersetzung mit depressiven Störungen den primären Narzissmus in zwei Schlüsselelemente:
(1) das narzisstische Selbst
(2) das idealisierte Elternimago

Das narzisstische Selbst repräsentiert das Selbstbild des Individuums, während das idealisierte Elternimago eine internalisierte Vorstellung von unterstützenden Eltern darstellt, die eine zentrale Rolle bei der Bildung des Selbstkonzepts spielt. Kohut (1979) unterstrich die fundamentale Bedeutung der Beziehung des Kindes zu anderen für die Entwicklung und Aufrechterhaltung des Selbst. Störungen oder Irritationen in diesen Beziehungen können zu Emotionen wie Scham und narzisstischer Wut führen. Ein zentraler Aspekt seiner Theorie besteht darin, dass diese emotionalen Erfahrungen »verdaut« werden müssen, um eine gesunde psychische Entwicklung zu ermöglichen. Der von Kohut beschriebene psychodialogische Prozess gilt dementsprechend als Quelle für das Erleben von Sinnhaftigkeit. Die Abwesenheit eines solchen Dialogs wird als Grundlage für Depression verstanden. Durch den Dialog mit der Umwelt, insbesondere in zwischenmenschlichen Beziehungen, entsteht eine grundlegende Sinngebung für das eigene Selbst. Kohut (1979) versucht durch seine differenzierte Betrachtung des primären Narzissmus und seine Betonung von Beziehungen einen wichtigen Beitrag zur psychodynamischen Perspektive auf die Störung einer Depression zu leisten. Seine Theorie hebt die Notwendigkeit hervor, die Dynamik zwischen individuellen Erfahrungen und sozialen Beziehungen zu verstehen, um das Symptomverständnis und die darauf abgestimmte Behandlung zu verbessern.

Die heutige Forschung zeigt, dass frühe Verlusterfahrungen prädisponierende Gedächtnisspuren hinterlassen und somit eine entscheidende Rolle in der Ätiologie depressiver Erkrankungen spielen. Das Konzept des Kindling beschreibt, wie immer weniger gravierende Stressfaktoren nötig sind, um eine Depression auszulösen. Frühe Beziehungserfahrungen, insbesondere das Verlassenwerden und die Vernachlässigung, werden als grundlegende Traumata benannt. Auch die transgenerationelle Weitergabe von Traumata, etwa Krieg oder Verlust, spielt eine bedeutende Rolle, da ein häufiges daraus resultierendes Schweigen innerhalb von Familien eine depressive Problematik entwickeln oder verstärken kann. Epigenetische Studien bestätigen eine Depressionsvulnerabilität auch ohne ein eigenes oder direktes traumatisches Erleben. Der psychische Schmerz wird als Schmerz der Separation und die Depression als Zusammenbruch einer unbewussten Fantasie beschrieben.

Zusammenfassung

Zusammenfassend beschreibt das integrative, zirkuläre biopsychosoziale Krankheitsmodell von Böker die (unipolare und bipolare) Depression als eine »Psychosomatose der Emotionsregulation« (2018, S. 8), bei der Patient:innen an der Schnittstelle von biologischen, psychischen und sozialen Faktoren stehen. Frühe Traumata, sowohl psychisch als auch biologisch bedingt, können zu einer gemischten vulnerablen Veranlagung führen. Die Wechselwirkung zwischen somatischen und psychischen Faktoren beeinflusst die Entwicklung des Gehirns, wobei Erfahrungen zu strukturellen Veränderungen führen können

Auf psychologischer Ebene manifestiert sich die Depression nicht allein durch gedrückte Stimmung, sondern ebenso durch ein Defizit in der affektiven Responsivität und eine beeinträchtigte Selbstwertwahrnehmung. Insbesondere imponieren extreme Schuldgefühle, die auf eine Persönlichkeit mit übermäßig strengem Gewissen hinweisen. In manischen Phasen lässt diese Gewissensstrenge vorübergehend nach, begleitet von quälenden Scham- und Schuldgefühlen als Konsequenz eines vergeblichen Befreiungsversuchs.

Behandlungsperspektiven

Es besteht eine Vielzahl an manualisierten und nicht manualisierten psychodynamischen Behandlungsansätzen für depressive Patient:innen. Diverse Studien liefern überzeugende Evidenz für die Effektivität psychodynamischer (Kurzzeit-)Therapie (z. B. von Gallagher-Thompson & Steffen, 1994; Shapiro et al., 1995; Maina et al., 2004 sowie Leichsenring, 2001). Das Strukturniveau (gemäß Achse 4 in der OPD) eines depressiven Menschen spielt eine entscheidende Rolle in der Therapieplanung und der Auswahl der Behandlungstechnik. Zudem ist die Einschätzung der Chronizität wichtig für die Einschätzung des spezifischen Konflikts. Die Behandlung einer rezidivierenden, schweren, oral anmutenden depressiven Störung (auch: die anaklitische Depression bei Patient:innen mit einem abhängigen und hilfesuchendem Beziehungsverhalten nach Blatt, 1974) unterscheidet sich dabei grundlegend von einer erstmalig auftretenden, reiferen depressiven Störung, die aufgrund einer akuten Symptomatik auftritt (auch: die introjektive Depression bei selbstkritischen und nach Autonomie strebenden Patient:innen nach Blatt, 1974). Dabei können im ersten Fall durchaus auch strukturorientierte Methoden zum Einsatz kommen (s. Kap. 9).

Grundsätzlich versuchen psychodynamische Therapeut:innen alte Schemata, unbewusste Konflikte, innere Spannungen sowie deren Reinszenierungen im Hier und Jetzt zu analysieren, die zum Ausbruch der Depression beigetragen haben. Die Identifizierung und Bearbeitung dieser innerpsychischen Konflikte können dazu beitragen, die zugrunde liegenden Ursachen der Depression zu verstehen und zu bewältigen. Vor allem zeigen sich innerhalb der Therapie depressiver Patient:innen spezifische Übertragungs- und Gegenübertragungskonstellationen, die bei der Aufdeckung eines biografischen Korrelats hilfreich sein können. Beispielsweise kann sich im Rahmen der Übertragung (als Wiederholung früherer Beziehungserfahrungen) ein mangelndes oder fehlendes Erleben von Empathie seitens des therapeutischen Gegenübers zeigen, welches im Rahmen einer aggressiven Gegenübertragung komplementär in dem / der Therapeut:in gespürt wird. Mittels einer (Gegen-)Übertragungsdeutung kann dieses Gefühl in den therapeutischen Raum gelangen und dort hinsichtlich der frühen analogen Beziehungserfahrung verstanden und bearbeitet werden. Zudem werden dabei Abwehrmechanismen identifiziert, die dazu dienen, die unangenehmen Gefühle zu bewältigen. Die therapeutische Begegnung kann als »Oasenerfahrung in der depressiven Wüste« (Hell, 2009, S. 825) beschrieben werden. Dies betont die wichtige Rolle, eine unterstützende Umgebung zu schaffen, in der sich Patient:innen sicher und verstanden fühlen. Eine erfolgreiche therapeutische Beziehung kann dabei helfen, aus der emotionalen Isolation der Depression zu gelangen.

Die psychodynamische Depressionstherapie nach Rudolf (2003) spielt in der tiefenpsychologisch fundierten Therapie eine wichtige Rolle und ist darauf ausgerichtet, die spezifischen psychodynamischen Konflikte und Strukturdefizite depressiver Patient:innen zu verstehen und zu bearbeiten. Nach Rudolf liegt der Fokus auf drei zentralen Aspekten der depressiven Persönlichkeitsentwicklung:

(1) der Internalisierung konflikthafter Beziehungsmuster
(2) der Entwicklung struktureller und emotionaler Vulnerabilität
(3) der Ausbildung dysfunktionaler Bewältigungsmuster

Der depressive Grundkonflikt wird durch die emotional unerträgliche Erfahrung des Verlassenwerdens und Verlustes geprägt. Es entsteht eine Mischung aus Objektbedürftigkeit und Objektenttäuschung, die zu starken Bemühungen führt, das verlorene Objekt zurückzugewinnen. Depressive Patient:innen neigen dazu, alles zu vermeiden, was Beziehungen gefährden könnte. Rudolf betont die Bedeutung der psychodynamischen Konstellation, in der sich die Verarbeitung des depressiven Grundkonflikts abspielt. Er identifiziert verschiedene Bewältigungsmuster, die zunehmend vulnerabel machen, wie etwa altruistische Aufopferung, narzisstische Selbststabilisierung und schizoide Gefühlsvermeidung. Diese Muster können im Laufe des Lebens aufrechterhalten werden, stehen jedoch oft in Verbindung mit Erschöpfung und Veränderungen in der Lebensrealität. Die therapeutische Haltung nach Rudolf konzentriert sich darauf, Patient:innen als ausreichend gutes Objekt zur Verfügung zu stellen und als Hilfs-Ich sowie Hilfs-Über-Ich zu fungieren. Therapeut:innen sollen eine unterstützende Rolle bei der Affektwahrnehmung, Affektdifferenzierung und Frustrationstoleranz einnehmen. Die Behandlungstechnik ist darauf ausgerichtet, die aktuelle Vulnerabilität und Selbstüberforderung zu bearbeiten und den Aufbau neuer, unterstützender Beziehungserfahrungen zu fördern.

Eine weitere 16-stündige psychodynamische Kurzzeittherapie stellt die Brief Dynamic Interpersonal Therapy (DIT) dar, die sich insbesondere für Menschen mit Depressionen und Angststörungen eignet, deren Symptome auf interpersonelle Probleme zurückzuführen sind. Ein zentrales Konzept der DIT ist der interpersonelle affektive Fokus, der ein Muster von ungelösten interpersonellen Konflikten beschreibt, die zu den Symptomen der Patientinnen und Patienten führen. In der ersten Phase der Therapie wird dieser Fokus gemeinsam mit den Patientinnen und Patienten erarbeitet. Während der mittleren Phase werden die zugrunde liegenden interpersonellen Konflikte mithilfe von Mentalisierungstechniken bearbeitet, wobei Mentalisierung die Fähigkeit bedeutet, die eigenen und die Gedanken und Gefühle anderer Menschen zu verstehen. Die Therapie unterstützt die Patientinnen und Patienten dabei, ihre eigenen Gedanken und Gefühle zu erkennen und zu verstehen, wie diese ihre Beziehungen zu anderen beeinflussen. In der letzten Phase der Therapie werden die Patientinnen und Patienten auf die Zeit nach der Therapie vorbereitet, indem ein Verabschiedungsbrief geschrieben wird, der die Erfahrungen in der Therapie reflektiert.

Wichtig

Die Therapie der akuten Depression erfordert ein einfühlsames Vorgehen, da der Zustand oft krisenhaft und für den / die Patient:in dramatisch erscheint. Eine grundlegende Beruhigung durch unaufdringliches Zuhören und die Bereitstellung von Zeit und Raum ist essenziell. Depressive Patient:innen neigen dazu, sich entweder Hilfe nicht zuzugestehen / nicht anzunehmen, oder im Übermaß Versorgung einzufordern. Die genaue Erhebung der Symptomatik dient somit nicht nur diagnostischen, sondern als Signalisieren von Verständnis auch bereits therapeutischen Zwecken. Das Suizidrisiko muss aktiv erfragt werden. Es ist ratsam, eine eventuelle Begleitmedikation frühzeitig zu besprechen, um Unsicherheiten zu vermeiden. Für eine effektive Behandlung sind klare Absprachen am Anfang unerlässlich. Die Einführung von antidepressiven Strategien wie Sport oder soziale Kontakte kann unterstützend wirken. Therapeut:innen müssen eine betreuende Rolle einnehmen, gleichzeitig aber auch die erlebte Hilflosigkeit und Unabänderlichkeit aushalten. Dabei soll der Fokus darauf liegen, Hoffnung zu wecken, ohne dabei das Leiden zu bagatellisieren. Einen Behandlungsfokus gemeinsam festzulegen, beispielsweise problematische Beziehungsmuster oder strukturelle Einschränkungen, kann entlastend wirken.

Arbeits- und Informationsmaterial

INFO 14 Übersicht: Der depressive Grundkonflikt
Das Informationsblatt fasst die zentralen Aspekte des depressiven Grundkonflikts nach Rudolf (2003) zusammen. Es kann bei einer ersten Einschätzung zur Psychodynamik der Patient:innen hilfreich sein.

INFO 15 Psychogenese der Depression
Das Informationsblatt soll Therapeut:innen einen Überblick über tiefenpsychologische Aspekte der Psychogenese der Depression nach Wolfersdorf (1992) geben.

INFO 16 Behandlungsverlauf von Depressionen
Das Informationsblatt soll Therapeut:innen Anhaltspunkte für einen exemplarischen Ablauf einer psychodynamischen Therapie bei depressiven Patient:innen geben.

INFO 17 Besonderheiten in der Therapie depressiver Patient:innen
Im Kontakt mit depressiven Patient:innen müssen verschiedene Themen, auch im Rahmen eines biopsychosozialen Ansatzes, im Besonderen beachtet werden. Diese werden auf diesem Informationsblatt übersichtlich zusammengefasst.

AB 15 Ich und mein Umfeld
Das Arbeitsblatt unterstützt Patient:innen dabei, sich selbst und die Beziehungen zu anderen Menschen aufzuzeigen. Anhand der Zeichnung können erste Eindrücke und Assoziationen im therapeutischen Raum entstehen.

AB 16 Beziehungen erkunden und verbessern
Dieses Arbeitsblatt soll Patient:innen helfen, ihre zwischenmenschlichen Beziehungen zu reflektieren und Strategien zur Verbesserung dieser Beziehungen zu entwickeln.

Übersicht: Der depressive Grundkonflikt

Zentrale Aspekte des depressiven Grundkonflikts

(1) Mangelnde Verfügbarkeit eines verlässlichen Gegenübers

Fehlende Präsenz einer einfühlsamen und zuverlässigen Bezugsperson, die die Bedürfnisse angemessen erkennt und erfüllt.

(2) Erfahrung des Verlusts als unerträglich

Die Erfahrung des Verlusts wird als kaum erträglich wahrgenommen und ruft den Wunsch hervor, geliebt, versorgt und wertgeschätzt zu werden.

(3) Auftreten von Ambivalenz

Gleichzeitig besteht die Überzeugung, dass die eigenen Bedürfnisse wiederholt enttäuscht werden, was zu einer inneren Ambivalenz führt.

(4) Bemühung um Objektrückgewinnung und Idealisierung

Infolgedessen setzt der / die Betroffene sich aktiv dafür ein, das verlorene Objekt zurückzugewinnen und idealisiert es. Die Realität führt jedoch zu chronischer Enttäuschung, da das Gegenüber die Bedürfnisse nicht zufriedenstellend erfüllen kann.

(5) Unterdrückung von Aggression

Aufgrund gleichzeitig erlebter Versorgungs- und Abhängigkeitswünsche kann diese Aggression auf das versagende Objekt nicht offen erlebt und ausgedrückt werden.

Psychogenese der Depression

Depression als Folge von bzw. in Zusammenhang mit:

(1) Verlustfantasien und aktuellen Verlusten

(2) Anniversary Reaction (Wiederholung von Verlusten zu spezifischen Zeitpunkten)

(3) Selbstwertverlust, erhöhter Verletzbarkeit des Ich

(4) Zusammenbruch des narzisstischen Gleichgewichts

(5) Depression als Reparationsprozess zur Wiedergewinnung der Liebe

(6) Depression als Aktivierung der depressiven Position bei nicht gelungener Internalisation eines guten Objekts, Angst vor Objektverlust

(7) Ausgeprägte orale Bedürftigkeit und deren Frustration, Abhängigkeit von primären Bezugspersonen

(8) Ein Grundgefühl des »Zu wenig«, der existenziellen Lebensunfähigkeit, Zusammenbruch von Kompensationsmechanismen, Angst vor Verlust von Liebe und Wertschätzung

(9) Zusammenbruch jeweiliger Instanzbedürfnisse: Über-Ich-, Es-, Ich-Depression

(10) Verschlechterung der wichtigsten zwischenmenschlichen Beziehung, Nichterreichen eines dominanten Ziels, Verlust einer dominanten Bezugsperson

(11) Zunehmende Destabilisierung der narzisstischen Homöostase durch Objektverlust, Kränkung, Enttäuschung ausgelöst und bestimmt durch die Beziehung zum internalisierten Objekt

Behandlungsverlauf von Depressionen

Psychotherapeutisch-psychodiagnostische Abläufe im Behandlungsverlauf von depressiven Patient:innen

(1) Einleitungssituation:
- In diesem Stadium startet die Erfassung des aktuellen emotionalen Zustands.

(2) Aufbau der therapeutischen Beziehung:
- Schaffung einer Atmosphäre, die für das depressive Erleben der Patient:innen offen ist.
- Anwendung von freischwebender Aufmerksamkeit und Empathie, um die Leidenssituation zu verstehen.
- Etablierung von Akzeptanz als grundlegendes Element für einen vertrauensvollen therapeutischen Raum.

(3) Psychopathologische Diagnostik:
- Beurteilung von Suizidalität, Wahnsymptomen und somatischen Begleiterscheinungen.
- Klarheit über die Notwendigkeit einer begleitenden somatischen Behandlung.

(4) Biografisch-lerngeschichtliche Anamnese:
- Erkundung der individuellen Lebensgeschichte und prägenden Lernerfahrungen.

(5) Auslösende Situation:
- Identifizierung belastender Lebensereignisse, chronischer Belastungen, anniversary reactions, Anpassungsanforderungen und Verstärkerverlustsituationen.

(6) Persönlichkeitsstruktur und -merkmale:
- Untersuchung der grundlegenden Persönlichkeitsstruktur und -merkmale.

(7) Aktuelle und / oder wiederkehrende Psychodynamik:
- Analyse der gegenwärtigen psychischen Dynamik, einschließlich wiederkehrender Muster.

(8) Durcharbeiten:
- Kontinuierliche Überprüfung anhand der aktuellen Lebenssituation.
- Berücksichtigung von möglichen Erwartungen an das therapeutische Gegenüber und deren notwendige Entmystifizierung.
- Initiierung einer »Trauerreaktion« zur Förderung der Einsicht in Akzeptanz von Begrenztheit, Endlichkeit, eigener Aggression und Mitverursachung.
- Deutungen von biografischen Korrelaten

Besonderheiten in der Therapie depressiver Patient:innen

Im Kontakt mit depressiven Patient:innen müssen folgende Themen, auch im Rahmen eines biopsychosozialen Ansatzes, im Besonderen beachtet werden. Als wichtige und herausfordernde Aufgabe gilt es zunächst, die Schwere und Haltlosigkeit, die auch in der Gegenübertragung für den / die Therapeut:in spürbar wird, zu halten (sogenanntes Containing). Dabei spielt der eigene Umgang mit Melancholie sowie die Ausgestaltung der eigenen Psychohygiene eine entscheidende Rolle, um selbst nicht durch die Übertragungsprozesse zu ermüden. In der therapeutischen Begegnung kann dieser destruktive Kreislauf vorübergehend durchbrochen werden, indem der / die Therapeut:in eine ermutigende Haltung einnimmt. Ein zentrales therapeutisches Ziel besteht darin, zwischenmenschliche Verstrickungen zu erkennen und zu überwinden, indem die oralen Wünsche des / der Erkrankten dabei anerkannt, aber nicht automatisch erfüllt werden.

▶ **Affektive Symptome**
Depressive Patient:innen leiden oft unter starken Stimmungsschwankungen, die von tiefer Traurigkeit bis zu völliger Apathie reichen können. Das Verständnis und die empathische Grundhaltung sind im Übertragungsraum oftmals schwer im therapeutischen Gegenüber zu halten.

▶ **Kognitive Beeinträchtigungen**
Depression kann kognitive Funktionen beeinträchtigen, darunter Konzentration, Aufmerksamkeit und Entscheidungsfindung. Therapeut:innen müssen Geduld und Verständnis für diese Beeinträchtigungen aufbringen und möglicherweise ihre therapeutischen Ansätze entsprechend anpassen.

▶ **Soziale Isolation**
Es besteht häufig eine Tendenz, sich zurückzuziehen und soziale Kontakte zu vermeiden. Es ist wichtig, die Bedeutung von sozialen Beziehungen zu erarbeiten und Strategien zu entwickeln, um soziale Isolation zu überwinden.

▶ **Selbstwertprobleme**
Viele Patient:innen haben ein stark beeinträchtigtes Selbstwertgefühl. Die therapeutische Arbeit sollte darauf abzielen, ihr Selbstwertgefühl zu stärken und positive Selbstwahrnehmung zu fördern.

▶ **Körperliche Symptome**
Depression manifestiert sich nicht nur emotional, sondern oft auch körperlich mit Symptomen wie Schlafstörungen, Müdigkeit, Appetitveränderungen sowie Libidoverlust. Ganzheitliche Ansätze zur Behandlung sollten auch physische Aspekte berücksichtigen.

▶ **Suizidrisiko**
Es besteht ein erhöhtes Risiko für Suizidgedanken und -verhalten. Eine sorgfältige Beurteilung des Suizidrisikos, gefolgt von der Erarbeitung eines Notfallplans / Konzepts für den Akutfall, ist daher von entscheidender Bedeutung.

Besonderheiten in der Therapie depressiver Patient:innen

- **Behandlungsresistenz**
  Einige Patient:innen sprechen nicht gut auf konventionelle Behandlungen an. In solchen Fällen sind möglicherweise alternative oder ergänzende Therapieansätze sowie eine multiprofessionelle Kooperation erforderlich.

- **Chronizität und Rückfälle**
  Depressionen neigen zu Chronifizierung. Es ist daher wichtig, Patient:innen auf eine langfristige Behandlung vorzubereiten und Strategien zur Rückfallprävention zu entwickeln.

- **Gegenübertragung**
  Es kann innerhalb der psychodynamischen Behandlung von Depressiven zur Verkehrung von Aktivität in Passivität kommen. Dies zeigt sich beispielsweise in der Müdigkeitsreaktion, insbesondere zu Beginn der Behandlung. Durch die Analyse der Gegenübertragung erkennen Therapeut:innen, dass die vom dem / der Patient:in gefürchtete Aggressivität mit Passivität abwehrt wird. Dieses Bewusstwerden ermöglicht es, zu einer aktiveren Rolle zurückzufinden.

- **Hoher Zuwendungsbedarf**
  Durch die Oralität zeigt sich häufig ein starker Bedarf an Zuwendung, Trost und Nähe. Menschen mit Depressionen suchen intensiv nach emotionaler Unterstützung.

- **Ich-Insuffizienz, negatives Selbstbild, Entwertung der eigenen Person**
  Einhergehend mit der Depression besteht häufig eine Ich-Insuffizienz, begleitet von einem negativen Selbstbild. Betroffene haben Schwierigkeiten, ihre eigenen Fähigkeiten und Erfolge anzuerkennen.

- **Aggressionsvermeidung, Fehlen von Zugreifenkönnen, indirekte Aggressivität**
  Depressive Menschen vermeiden oft den Ausdruck von Aggression und sind unfähig, angemessen auf ihre Bedürfnisse zuzugreifen. Aggressivität kann sich indirekt manifestieren.

Ich und mein Umfeld

Bitte zeichnen Sie ihre aktuellen Beziehungen. Beginnen Sie zuerst mit einem Ort für sich selbst innerhalb des Kreises und von dort ausgehend bekommen alle weiteren Personen ihren Platz. Bitte notieren Sie, um welche Person es jeweils geht.

Was fällt Ihnen auf, wenn Sie selbst die Zeichnung betrachten?

....

....

....

....

Beziehungen erkunden und verbessern

Beziehungen erkunden

Listen Sie mindestens fünf wichtige Beziehungen in Ihrem Leben auf (z. B. Familie, Freund:innen, Partner:innen, Kolleg:innen).

....

....

....

Welche dieser Beziehungen bereiten Ihnen Freude und Zufriedenheit?

....

....

Gibt es Beziehungen, die Ihnen Schwierigkeiten bereiten oder Stress verursachen?

....

....

Beziehungstypen

Überlegen Sie, welche Art von Beziehungen dies sind (z. B. familiär, romantisch, beruflich).

....

....

Gibt es Unterschiede in Ihrer Herangehensweise an verschiedene Beziehungstypen?

....

....

Welche positiven Eigenschaften und Erfahrungen bringen diese Beziehungen mit sich?

....

....

Beziehungen erkunden und verbessern

Welche negativen Herausforderungen oder Konflikte erleben Sie in diesen?

....

....

Beziehungen verbessern

Welche Kommunikationsmuster sind in Ihren Beziehungen erkennbar?

....

....

Gibt es Bereiche, in denen Sie Ihre Kommunikation verbessern könnten?

....

....

Welche Strategien verwenden Sie, um Konflikte zu bewältigen?

....

....

Können Sie alternative Konfliktlösungsstrategien entwickeln, die zu positiveren Ergebnissen führen?

....

....

Grenzen setzen

Haben Sie Schwierigkeiten, Nein zu sagen oder Ihre eigenen Bedürfnisse zu kommunizieren?

....

....

Beziehungen erkunden und verbessern

Wie können Sie Ihre Grenzen in Ihren Beziehungen klarer definieren?

....

....

Ziele definieren

Überlegen Sie, welche konkreten Ziele Sie für Ihre Beziehungen erreichen möchten.

....

....

Welche Veränderungen möchten Sie in Ihren Beziehungen sehen?

....

....

Welche Schritte können Sie unternehmen, um diese Ziele zu erreichen?

....

....

Selbstfürsorge

Berücksichtigen Sie die Bedeutung von Selbstfürsorge in Beziehungen. Wie können Sie für sich selbst sorgen, um in Ihren Beziehungen gesünder zu sein?

....

....

Welche Aktivitäten oder Strategien helfen Ihnen, Stress abzubauen und Ihr Wohlbefinden zu steigern?

....

....

6 Die Psychodynamik der Angst- und Zwangsstörungen

Bereits im Jahr 1895 beschrieb Freud erstmalig die grundlegenden Merkmale der »Angstneurose«, die im Rahmen kategorialer Diagnostik zum Beispiel als Generalisierte Angststörung oder Panikstörung diagnostiziert wird. Freud unterschied diese Form der Angst von der sogenannten »Angsthysterie«, unter die heute unter anderem die Gruppe der Phobien fällt. In der psychodynamischen Konzeption besteht dementsprechend eine Einteilung der Angsterkrankungen in reifere (Phobien, Zwänge) und unreifere Angststörungen (Generalisierte Angststörung, Panikstörung). Aus diesem Grund haben wir auch in den folgenden Abschnitten eine Differenzierung in symbolische (reife) und asymbolische (unreife) Angststörungen gewählt. Der Begriff der Symbolik oder die Abwesenheit dessen im Rahmen einer Asymbolik bezieht sich dabei auf die Fähigkeit, als Vorstufe zur Begriffsbildung und als unbewusster Ersatz für den Begriff im Bewussten. Das wichtigste Differenzierungskriterium dabei ist die Reife der Abwehrformation.

6.1 Die Psychodynamik der symbolischen Angststörung (Angsthysterie)

Im Falle der Angsthysterie, bei einer noch gut integrierten Ich-Struktur, kann die von innen kommende Angst auf ein äußeres Objekt verschoben werden. Im Rahmen einer objektpsychologischen Perspektive auf die Angsthysterie werden Ängste als Wiederbelebung infantiler Konflikte betrachtet. Im Folgenden sollen die symbolischen Ängste anhand von zwei Symptombildern (Soziale Phobie und Zwangsstörung) beispielhaft erläutert werden.

Psychodynamische Überlegungen der Sozialen Phobie

Die Soziale Phobie zeichnet sich durch übermäßige Ängste in sozialen Situationen und die Furcht vor negativer Bewertung aus. In der Psychodynamik dieser Störung entfaltet sich ein selbstverstärkender Zyklus. Ein zentraler, oraler Wunsch nach Akzeptanz und Bestätigung geht einher mit einer vorweggenommenen Furcht vor Demütigung durch signifikante Bezugspersonen. Personen mit Sozialer Phobie streben danach, ein vermeintlich perfektes Bild von sich zu präsentieren, um einer befürchteten Ablehnung zu entgehen. Ein Dilemma entsteht dann, wenn dieser Anspruch die bereits vorhandene Anspannung sowie Ängste vor potenziellem Versagen verstärkt und die Betroffenen dadurch unter ihrem eigentlichen Potenzial bleiben.

Psychodynamische Modelle beleuchten unterschiedliche Aspekte der Entstehung der Sozialen Phobie. Grundlegend geht der Sozialen Phobie eine Verdrängung des ursprünglich Angst erzeugenden Inhalts voraus, der anschließend eine Verschiebung dieser Angst auf eine andere (oftmals belanglose) Äußerlichkeit folgt (Mentzos, 2017). Dementsprechend wird eine Form der Angst als Abwehr gegen eine andere benutzt (Greenson, 2000). Bei einer fortschreitenden Chronifizierung erfolgt die Vermeidung, welche kurzfristig eine Beruhigung erzielt, mittelfristig aber meist zu einer Ausweitung der Symptomatik führt. Die Triebpsychologie hebt die Rolle von Aggression und Schuldgefühlen hervor. Ich-psychologische Ansätze betonen Defizite in der Affektwahrnehmung sowie die unzureichende Differenzierung zwischen Selbst- und Objektrepräsentationen. Selbstpsychologisch wird der Mangel an anerkennenden Internalisierungen und das daraus resultierende beeinträchtigte Selbstkonzept betont, wobei die Scham eine entscheidende Rolle in der Verhaltensmotivation spielt. Objektpsychologisch wird soziale Angst als Resultat der Internalisierung früher negativer Beziehungserfahrungen mit Beschämung, Zurückweisung und Entwertung betrachtet. Aus bindungstheoretischer Sicht fehlt

Menschen mit Sozialer Phobie eine verlässliche Grundlage für die angstfreie Erkundung sozialer Situationen, was Entwicklung und Aufrechterhaltung dieser Störung sowie das Grunddilemma von Nähe und Distanz, erschwert.

Psychodynamische Überlegungen der Zwangsstörung

Eine Zwangsstörung ist eine psychische Erkrankung, bei der wiederkehrende, unerwünschte Gedanken (sogenannte Obsessionen) zu zwanghaften Handlungen oder Ritualen (sogenannte Kompulsionen) führen, die dazu dienen, die Ängste und Sorgen zu lindern, tatsächlich jedoch einen erheblichen Leidensdruck verursachen. Gemäß der konventionellen psychoanalytischen Perspektive wird die Entstehung einer Zwangsstörung (auch als Zwangsneurose bezeichnet) auf einen unbewussten Konflikt zurückgeführt. Dieser Konflikt besteht zwischen triebhaften Impulsen einerseits und einer moralisierenden Instanz, die Schuldgefühle hervorruft, andererseits. Der resultierende Konflikt zwischen dem Über-Ich und dem Es führt dazu, dass aggressive und sexuelle Triebregungen abgewehrt werden, was wiederum zu charakteristischen Kompromissbildungen in Form von Zwangssymptomen führt. Das Zwangssymptom fungiert dabei als Ersatzbefriedigung für ungelöste Konflikte. Dennoch findet man häufig auch unbeabsichtigte Komponenten des Gegenteiligen, wenn der Impuls durchsickert (Mentzos, 2017). So zeigen sich beispielsweise die Wohnungen von Patient:innen mit einem Waschzwang häufig als insgesamt verunreinigt, was im Rahmen der psychodynamischen Perspektive als Pseudolösung beschrieben wird. Verschiedene Entwicklungsstadien, etwa die anale Phase nach Freud, tragen zur Ausgestaltung der Symptome bei, wobei eine Zwangsstörung häufig auf einer beeinträchtigten Autonomieentwicklung basiert. Der ungelöste ödipale Konflikt führt zu einem schwachen Ich, das mit starken triebhaften Forderungen und einem strengen Über-Ich konfrontiert ist. Die Auslöser für Zwangsstörungen liegen oft in der Aktualisierung und Akzentuierung latent vorhandener Konflikte, die sich in bestimmten Situationen manifestieren. Diese Schlüssel-Schloss-Dynamik führt zu erneuten Belastungen und einer damit einhergehenden Symptomneurose.

Bei Ich-strukturellen Störungen erfüllt der Zwang ein fundamentales Sicherungsbedürfnis, das aus einer existenzbedrohenden Ich-Fragilität entsteht. Die Zwangserkrankung zeigt sich durch die Verschiebung von bedeutsamen innerpsychischen Inhalten auf ein gänzlich anderes Gebiet, was zu teils skurrilen Erscheinungsformen des Zwangs bis an die Grenzen der Psychose führen kann. Zudem besteht eine Angst vor Fragmentierung und Identitätsverlust. Die Zwangsstörung dient in diesem Fall als autoprotektive Maßnahme und bietet Sicherheit, indem sie fundamentale menschliche Bedürfnisse erfüllt. Die Aufrechterhaltung der Zwangsstörung erfolgt durch die Verschiebung des Konflikts auf andere Bereiche, wodurch die eigentliche Problematik aufrechterhalten wird. Dabei spielt der Lustgewinn durch die Symptome eine entscheidende Rolle. Diese dienen als Kompromiss zwischen Trieben und Abwehr. Macht und Kontrolle, insbesondere in Beziehungen, sind entscheidende Motive, die die Zwangsstörung aufrechterhalten und gleichzeitig als Kompensation für frühere (reale und emotionale) Vernachlässigung dienen können.

Behandlungsperspektiven

Die Supportiv-Expressive Therapie (SET) wurde von Leichsenring et al. (2008) auf die Soziale Phobie adaptiert. Neben anderen psychodynamischen Behandlungsansätzen besteht im Rahmen der SET ein besonderer Fokus auf die therapeutische Beziehung. Die akzeptierend-haltgebende Beziehung zu Therapeut:innen wird als sichere Basis betrachtet. Diese unterstützende therapeutische Beziehung schafft ein Umfeld, in dem Patient:innen Vertrauen aufbauen und sich schrittweise den angstbesetzten sozialen Situationen stellen können (Beutel et al., 2012). Die SET ist als psychodynamische Kurzzeittherapie strukturiert und erstreckt sich über einen Zeitraum von bis zu 25 Sitzungen. Diese zeitlich begrenzte Herangehensweise ermöglicht eine effiziente und fokussierte Bearbeitung der spezifischen Herausforderungen, die mit der Sozialen Phobie verbunden sind. Die Behandlungselemente beinhalten nicht nur allgemeine therapeutische Ansätze, sondern auch spezifische Interventionen, die auf die Besonderheiten der Sozialen Phobie zugeschnitten sind. Dazu gehören die Fokussierung auf Schamgefühle, die Konfrontation mit überhöhten Selbstanforderungen, die Förderung von Selbstexposition sowie die Berücksichtigung realer sozialer Einschränkungen. Diese gezielten Interventionen sollen dazu beitragen, die Symptome der sozialen Phobie zu lindern und die individuellen Ressourcen zu stärken, um ein selbstbestimmtes und sozial erfülltes Leben zu ermöglichen. Die verschiedenen Phasen der Therapie werden wie folgt beschrieben:

- **Anfangsphase** (1.–8. Sitzung): Etablierung der therapeutischen Allianz durch supportive Interventionen, Identifikation und Differenzierung eines Zentralen Beziehungskonfliktthemas (ZBKT).
- **Mittlere Phase** (9.–16. Sitzung): Erhöhung der Sitzungsfrequenz, Durcharbeitung des ZBKT unter Bezugnahme auf verschiedene interpersonelle Beziehungen, Einführung in die Selbstexposition.
- **Abschlussphase** (17.–22. Sitzung): Thematisierung des Therapieendes, Deutung von Symptomen im Zusammenhang mit dem ZBKT, Förderung der Anwendung von Reflexionsmöglichkeiten außerhalb der Therapie.
- **Booster-Sitzungen** (23.–25. Sitzung): In 14-tägigem Abstand zur Supervision von Veränderungen und Unterstützung bei möglichen Rückfällen.

Die SET zielt darauf ab, die Selbstexposition zu fördern, schambezogene Ängste zu bearbeiten und die therapeutische Beziehung als unterstützende Grundlage zu nutzen.

Die Zwangsstörung wird tendenziell als reifere Störung und einem, damit einhergehend, höheren Strukturniveau beschrieben. Aus diesem Grund wird eine klassische konfliktorientierte Arbeit präferiert, die mit deutenden und biographisch aufdeckenden Einsichten arbeitet. Eine positive Übertragung erkennbar an Gefühlen des Vertrauens, der Sympathie und der Erwartung von Hilfe, die aus früheren zwischenmenschlichen Erfahrungen stammen, beeinflussen den therapeutischen Raum. Dieser Prozess wird durch aktives therapeutisches Zuhören gefördert, insbesondere wenn Patient:innen endlose Rituale und Symptomschilderungen präsentieren. Die Initiierung dieser Übertragung erfordert Geduld seitens des / der Therapeut:in, der / die durch einfühlsame Aufmerksamkeit ein Vertrauensverhältnis aufbaut.

Ein weiterer wichtiger Aspekt der Therapie ist die Über-Ich-Entlastung. Im Verlauf der positiven Übertragung transformiert sich der / die Therapeut:in zu einem guten, externen Über-Ich. Dies ermöglicht Patient:innen die Erlaubnis zur verbalen Artikulation tabuisierter Vorstellungen ohne (die meist erwartetete) Ablehnung, Abwertung oder Unverständnis. Durch diesen Prozess kommt es zu einer Minderung der strengen Über-Ich-Kriterien der Patient:innen, was zu einer erhöhten Akzeptanz gegenüber den eigenen Gefühlen führt. Diese Akzeptanz ist ein wichtiger Schritt, um die rigiden Denkmuster und Verhaltensweisen, die mit der Zwangsstörung einhergehen, zu lockern und zu verändern. Bei einer stabilen und guten Beziehungserfahrung kann das verdrängte Konfliktthema an die Oberfläche kommen, sich entfalten und Veränderung eintreten.

6.2 Die Psychodynamik der asymbolischen Angststörung (Angstneurose)

Bei der Angstneurose kann, aufgrund eines geringeren Strukturniveaus, die Angst nicht auf ein äußeres Objekt verschoben werden, weshalb die Angst sich nicht auf ein Objekt bezieht, sondern ganz unvermittelt durchbricht. Die Quelle der Angst kann in einem Triebkonflikt oder in einer unsicheren Bindung mit einer schwachen Introjektion der Bezugspersonen gesehen werden (Jaeggi, 2005). Die Ich-Psychologie hat eine detaillierte Analyse der Ich-Strukturen und -Funktionen ermöglicht, einschließlich Selbst- und Objektdifferenzierung, sowie der Regulation von Impulsen und Affekten. Das klinische Kontinuum von diffusen bis fokussierten Ängsten steht in einem direkten Zusammenhang mit dem Reifegrad und der Entwicklung der Ich-Struktur. Die Bindungstheorie betont die Bedeutung der Nähe zur Bindungsfigur als Schutz und Sicherheit, was bei bindungsbezogenen Gefahren zur Entwicklung von Ängsten führen kann. Die Definition von Angst als körpernahem Gefühlszustand, der in bedrohlichen oder gefährlichen Situationen auftritt und unlustvolle Erregung mit Beengung und Verzweiflung verbindet, betont die emotionale Natur dieses Zustands (Ermann, 2012). Im Rahmen der objektpsychologischen Perspektive werden Ängste im Rahmen der Angstneurose auf Defizite in der Angstbindung und -verarbeitung sowie unsichere innere Objekte mit intensiven Angstaffekten bezogen. Karl König (1981) entwickelte das Konzept des »steuernden Objektes« und betonte die mangelhafte Verinnerlichung steuernder Objekterfahrungen mit dem (mütterlichen) Primärobjekt. Die narzisstische Verwendung von anderen als Teilobjekt kennzeichnet diese dynamische Beziehung. Somit werden psychische Störungen auch als Ausdruck und Abwehr von erhöhter Lebensangst interpretiert, die aus gestörten frühen menschlichen Beziehungen resultiert. Im Folgenden sollen die asymbolischen Ängste anhand von zwei Symptombildern beispielhaft erläutert werden.

Psychodynamische Überlegungen der Panikstörung

Die Panikstörung ist eine psychische Erkrankung, die sich durch wiederkehrende, unerwartete Panikattacken manifestiert, begleitet von intensiven körperlichen und psychischen Symptomen wie Herzrasen, Atemnot, Schwindel und Todesangst. Die Panikstörung geht oft mit Agoraphobie einher. Innerhalb der psychodynamischen Literatur wurde die Angstüberflutung als Konsequenz eines Abwehrversagens gegenüber inneren oder äußeren Bedrohungen betrachtet, insbesondere bei regressiven oder traumatischen Zuständen.

Im Kontrast zu anderem Therapieverfahren rückt eine psychodynamische Perspektive die interpersonellen Erfahrungen und deren Internalisierung in Form von inneren Objektrepräsentanzen in den Vordergrund. Diese Ansicht formuliert, dass Panikpatient:innen auf instabile innere Objektrepräsentanzen zurückgreifen und ihre Beziehungen daher als unsicher und gefährdet erleben. Neurobiologische Modelle zeigen, dass mangelnde frühkindliche Fürsorge oder Deprivation zu einer beeinträchtigten Stressregulation und Fürsorglichkeit gegenüber der Folgegeneration führen können. Das psychodynamische Modell der Panikstörung verdeutlicht, dass kindliches Trauma, intrapsychische Konflikte und dispositionelle Vulnerabilität zu einer verminderten Toleranz gegenüber negativen Affekten und einer gesteigerten Trennungs- und Verlustangst beitragen können. Viele Patient:innen empfinden Schwierigkeiten bei der Bewältigung normaler Entwicklungsphasen, die Separation und Autonomie erfordern. Der beschriebene Teufelskreis führt zu zunehmenden Panikattacken, verstärkt Verlustängste und mindert die Angsttoleranz. Auch aggressive Bestrebungen aus späteren Entwicklungsphasen können ebenfalls Panikattacken auslösen. Diese können durch fantasierte oder tatsächliche Erfolge entstehen, die beispielsweise einen ödipalen Sieg über einen Rivalen bedeuten, aber gleichzeitig dabei Angst vor dem Verlust einer Bindungsfigur auslösen können.

Die psychodynamischen Ansätze erklären zudem die Entstehung von Fehlinterpretationen körperlicher Reaktionen sowie eine daraus entstehende erhöhte Angstsensitivität. Die verminderte Toleranz für intensive Emotionen aufgrund unsicherer Selbst- und Objektrepräsentanzen fördert die Verdrängung oder Verleugnung von Ärger, Wut oder sexueller Erregung, um die Bindungsfigur nicht zu gefährden. Körperliche Erregungssymptome werden oft als Zeichen schwerer körperlicher Gefährdung interpretiert, was zu Fehlinterpretationen führt.

Psychodynamische Überlegungen der Generalisierten Angststörung

Die Generalisierte Angststörung (GAS) ist eine psychische Erkrankung, die sich durch übermäßige und anhaltende Sorgen und Ängste in Bezug auf verschiedene Lebensbereiche auszeichnet, ohne dass konkrete Auslöser im Vordergrund stehen. Freud hat in seinem Konzept der Angstneurose bereits ausführlich die zentralen Symptome der GAS beschrieben, darunter die ängstliche Erwartung, vegetative Übererregung und die daraus resultierenden körpernahen Angstsymptome. Psychodynamisch betrachtet weisen diese Symptome auf Ich-Strukturelle Defizite hin, die sich als verminderte Fähigkeit manifestieren, Sicherheit, Gewissheit und Ruhe herzustellen. Dies kann aus unzureichend internalisierten sicherheitsgebenden Beziehungserfahrungen resultieren. Klinisch zeigen sich häufig widersprüchliche und verunsichernde Beziehungsdynamiken, insbesondere mit Eltern, die möglicherweise selbst unter einer Angststörung litten.

Die Vulnerabilität für Unruhe und Sorge ist erhöht, während gleichzeitig die Toleranz gegenüber solchen Zuständen vermindert ist. Dies spiegelt sich in einem starken Streben nach Sicherheit wider, das sich unter anderem in einem Lebens- und Beziehungsarrangement manifestieren kann, um Nähe zu Bindungspersonen (dabei auch Therapeut:innen) zu erzeugen. Diese werden als steuernde Objekte betrachtet, welche Schutz und Sicherheit gewährleisten sollen. Schwellensituationen können zu Symptombildungen führen, insbesondere wenn diese aufgrund von kritischen Lebensereignissen stattfinden. In den Beziehungen von Betroffenen lässt sich häufig eine unbewusste Ambivalenz zwischen Anklammern, Autonomiebestrebungen und Separationswünschen feststellen. Während das Anklammern und die ständige Suche nach Präsenz und beruhigendem Zuspruch ein hohes Maß an Kontrolle über andere ermöglichen, schränken sie gleichzeitig die persönliche Entwicklung des / der Betroffenen und einer möglichen Partnerschaft ein.

Behandlungsperspektiven

Die panikfokussierte psychodynamische Psychotherapie (PPFP), gemäß der von Milrod (1997) entwickelten Methode, erweist sich, neben anderen Ansätzen, als geeigneter Ansatz für die Kurz- und Langzeitbehandlung von Panikstörungen. Diese Therapieform kann sowohl eigenständig als auch in Kombination mit medikamentösen oder auch verhaltenstherapeutischen Verfahren effektiv sein. Die Kurzzeitbehandlung, die zwei Sitzungen pro Woche umfasst, gliedert sich in drei aufeinanderfolgende Abschnitte, wie von Beutel et al. (2012) dargelegt:

- **Behandlung der akuten Panik** (1.–8. Sitzung): Aktive Exploration der mit Paniksymptomen verbundenen Gedanken und Gefühle. Herausarbeitung der Kernkonflikte als zentrale Bestandteile des panikauslösenden Geschehens.
- **Behandlung der Panikvulnerabilität** (9.–16. Sitzung): Bearbeitung von Beziehungskonflikten in der Übertragung, um zugrunde liegende Konfliktmuster zu identifizieren. Fokussierung auf Faktoren, die zur Vulnerabilität gegenüber Panikattacken beitragen.
- **Beendigung der Behandlung** (17.–25. Sitzung): Aktivierung typischer Trennungsprobleme in der Beziehung zum therapeutischen Gegenüber als Abschlussphase. Bearbeitung von damit verbundenem Ärger und Angst, um einen stabilen Abschluss der Therapie zu gewährleisten.

Das abschließende Ziel der PPFP ist die wirksame Behandlung von Panikstörungen durch eine strukturierte Kurzzeittherapie.

Die supportiv-expressive Psychotherapie von Luborsky (1995) wurde psychodynamisch konzipiert und zeigt vielseitige Anpassungen für diverse Störungsbilder (Barber et al., 1997; Garner et al., 1993; Mark et al., 2003; Leichsenring et al., 2008), so auch für die Therapie der Generalisierten Angststörung. Kern dieser Kurzzeittherapie ist die Annahme, dass psychische Symptome auf einem zentralen Beziehungskonflikt beruhen, welchem die Behandlung ihre Aufmerksamkeit widmet. Das zentrale Beziehungskonfliktthema (ZBKT) wird aus Beziehungsepisoden extrahiert, die prototypische Subjekt-Objekt-Handlungsrelationen darstellen. Das Beziehungsepisodeninterview dient diagnostisch der Erfassung dieser prototypischen Beziehungsepisoden. Die Interventionen dieser Therapiemethode bewegen sich auf einem Kontinuum von supportiven zu expressiven Elementen. In schwereren Symptomlagen werden vermehrt supportive Interventionen durchgeführt, welche die Vereinbarung eines Behandlungsrahmens, Festlegung von Zielen, und den Aufbau einer förderlichen therapeutischen Beziehung beinhalten. Expressive Interventionen richten sich auf das Verständnis des zentralen Beziehungskonflikts und dessen Veränderung im Verlauf der Therapie. Die Genauigkeit der Formulierungen im Umgang mit dem ZBKT ist prädiktiv für den Therapieerfolg. Luborskys Psychotherapie betont somit das Zusammenspiel von unterstützenden und deutenden Interventionen, um das kognitive und emotionale Verständnis zu verbessern und langfristige strukturelle Veränderungen zu fördern (Crits-Christoph et al., 1988).

Arbeits- und Informationsmaterial

INFO 18 Besonderheiten in der Therapie von symbolischen Angststörungen

Die Präsentation von Patient:innen mit symbolischen Angststörungen variiert erheblich, beeinflusst durch die individuellen Lebensgeschichten, das daraus resultierende Strukturniveau sowie Resilienz und spezifische Persönlichkeitsmerkmale. Auf diesem Informationsblatt sollen einige Merkmale im Zusammenhang mit der Therapie von symbolischen Angsterkrankungen beleuchtet werden.

INFO 19 Panikattacke: Reaktionsmöglichkeiten

Das vorliegende Informationsblatt zeigt Patient:innen einige Reaktionsmöglichkeiten auf im Rahmen einer akuten Panikattacke. Diese sollten in der Therapie gemeinsam besprochen werden.

INFO 20 Besonderheiten in der Therapie mit asymbolischen Angststörungen

Patient:innen mit asymbolischen Angststörungen zeigen sich selbstverständlich sehr unterschiedlich, abhängig von der individuellen Lebensgeschichte, einem möglichen vorhandenen (Bindungs-)Trauma sowie individuellen Resilienzfaktoren. Auf diesem Informationsblatt sollen dennoch vorsichtig einige übergreifende Besonderheiten innerhalb der Therapie von Angsterkrankungen aufgezeigt werden.

AB 17 Übung zur Verbesserung der Selbstberuhigung

Das vorliegende Arbeitsblatt soll Informationen und Möglichkeiten anbieten, die die Selbstberuhigung stärken können. Es bietet sich an, dieses Arbeitsblatt gemeinsam anzuschauen im therapeutischen Raum und möglicherweise auch erste Erfahrungen gemeinsam zu sammeln.

AB 18 Übung: Exposition bei Zwangssymptomen

Das vorliegende Arbeitsblatt zeigt eine eigenständige Übung zur Zwangsexposition. Es soll vorab innerhalb der Therapie gut gesprochen werden. Vor allem soll dabei mit wenig angstbesetzten Themen begonnen werden. Möglicherweise können erste Erfahrungen mit der Übung auch gemeinsam im therapeutischen Raum gesammelt werden, sofern die Patient:innen bereits ein gewisses Maß der Selbstberuhigung anwenden können.

AB 19 Ziele zur Bewältigung von Angst

Auf dem vorliegenden Arbeitsblatt stehen verschiedene Themengebiete und Beispiele, die unterschiedliche Therapieziele veranschaulichen können. Patient:innen werden gebeten diese zu raten und sich schlussendlich auf drei wichtige Therapieziele zu reduzieren. Das Arbeitsblatt dient vor allem dazu, den Horizont zu öffnen und neue Perspektiven zu entwickeln.

INFO 18 • T

Besonderheiten in der Therapie von symbolischen Angststörungen

Patient:innen mit symbolischen Angststörungen variieren erheblich in ihrer Symptomatik, beeinflusst durch die individuellen Lebensgeschichten, das daraus resultierende Strukturniveau sowie Resilienz und spezifische Persönlichkeitsmerkmale. Dennoch sollen im Folgenden einige Merkmale im Zusammenhang mit der Therapie von symbolischen Angsterkrankungen beleuchtet werden:

- **Herstellung eines Arbeitsbündnisses**: Verstehen und Annehmen der Nähe-Distanz-Regulierung von Patient:innen als Teil eines (zwangs-)neurotischen Lösungsversuchs.
- **Negative Übertragung**: Im Verlauf der Therapie erleben Patient:innen eine fortschreitende »Emanzipierung« von alten Denkmustern, was sich darin zeigt, dass sie zunehmend Wut und Ärger zulassen können, ohne die Befürchtung, dadurch »zerstört« zu werden. Diese Entwicklung markiert eine Befreiung vom magischen Denken. Gleichzeitig kann dies zu einer manifesten Rebellion (oder Widerstand) gegen die Therapie umschlagen, etwa durch Zuspätkommen, plötzlichem Absagen, Widerspruch gegen bestimmte Deutungen und der Weigerung, bestimmte Abmachungen einzuhalten.
- **Furcht vor negativem Urteil**: Patient:innen befürchten oft, von anderen negativ beurteilt oder kritisiert zu werden. Diese Furcht kann zu starkem Unbehagen führen und das Selbstwertgefühl beeinträchtigen, sich ebenso im Rahmen der Gegenübertragung zeigen.
- **Vermeidungsverhalten**: Um die Angst zu bewältigen, neigen Patient:innen dazu, soziale Situationen zu meiden oder mit intensivem Unbehagen zu durchleben. Dieses Vermeidungsverhalten kann zu sozialer Isolation und beruflichen Einschränkungen führen.
- **Körperliche Symptome**: Die Angst in sozialen Situationen kann von körperlichen Symptomen begleitet sein, darunter Zittern, Erröten, Schwitzen oder Übelkeit.
- **Selbstkritik**: Menschen mit Sozialer Phobie sind oft selbstkritisch und haben hohe Erwartungen an sich selbst. Sie neigen dazu, ihre eigenen Leistungen zu überbewerten und glauben, dass andere sie genauso kritisch beurteilen.
- **Angst vor Unsicherheit**: Menschen mit symbolischen Angststörungen, vor allem einer Zwangsstörung, haben oft eine geringe Ambiguitätstoleranz, welche aber gleichzeitig notwendig für ein aufdeckendes therapeutisches Arbeiten erscheint.

Panikattacke: Reaktionsmöglichkeiten

(1) Atmen Sie tief ein und aus.
Versuchen Sie, tief und langsam durch die Nase einzuatmen und dann durch den Mund auszuatmen. Dies kann helfen, die körperliche Reaktion auf Stress zu verringern.

(2) Achten Sie auf ihre Gedanken.
Versuchen Sie, die Gedanken zu beobachten und zu erkennen, dass sie nur vorübergehend sind. Widerstehen Sie dem Drang, sich von negativen Gedanken mitreißen zu lassen.

(3) Fokussieren Sie sich auf die Realität.
Machen Sie sich bewusst, dass Sie sich in einem Moment der Panik befinden, aber dass es nur vorübergehend ist und keine unmittelbare Bedrohung besteht.

(4) Bewegen Sie sich.
Stehen Sie auf, gehen Sie ein wenig umher oder machen Sie leichte Dehnübungen. Die Bewegung kann helfen, die körperliche Anspannung zu reduzieren.

(5) Suchen Sie Ablenkung.
Versuchen Sie, ihre Aufmerksamkeit auf etwas anderes zu lenken. Das kann eine beruhigende Musik sein, das Zählen von Gegenständen in Ihrer Umgebung oder das Betrachten eines beruhigenden Bildes.

(6) Sprechen Sie mit jemandem.
Teilen Sie anderen mit, dass Sie eine Panikattacke hatten, wenn möglich. Allein zu sein, kann die Symptome verschlimmern, während das Teilen der Erfahrung mit jemand anderem unterstützend sein kann.

(7) Üben Sie Achtsamkeit oder Meditation.
Achtsamkeits- oder Meditationsübungen können dabei helfen, sich auf den gegenwärtigen Moment zu konzentrieren und die Paniksymptome zu reduzieren.

(8) Trinken Sie Wasser.
Ein paar Schlucke Wasser können beruhigend wirken und helfen, den Fokus von der Panik wegzulenken.

INFO 20 • T

Besonderheiten in der Therapie mit asymbolischen Angststörungen

Patient:innen mit asymbolischen Angststörungen zeigen sich selbstverständlich sehr unterschiedlich, abhängig von der individuellen Lebensgeschichte, einem möglichen vorhandenen (Bindungs-)Trauma sowie individuellen Resilienzfaktoren. Im Folgenden sollen dennoch vorsichtig einige übergreifende Besonderheiten innerhalb der Therapie von Angsterkrankungen aufgezeigt werden.

▶ **Berücksichtigung aktueller interpersoneller Beziehungen**

Wenn Symptome eine zentrale Funktion im zwischenmenschlichen Bereich erfüllen und die Therapie keine Besserung bringt, kann der Einbezug Angehöriger einen Gewinn darstellen.

▶ **Vermeidungsverhalten**

Es besteht häufig eine Vermeidung von bestimmten Situationen oder Objekten, um die Auslöser ihrer Ängste zu umgehen. Dieses Vermeidungsverhalten kann den Alltag stark beeinflussen.

▶ **Suche nach Harmonie in der Therapie**

Diese Beziehungsdynamik kann sich in der therapeutischen Beziehung widerspiegeln, wobei Therapeut:innen als steuernde Objekte dienen, um aufkommende Spannungen zu vermeiden. Dies kann zu aggressiven Gegenübertragungsphänomen führen, welche die abgewehrte Wut spüren lässt.

▶ **Kognitive Verzerrungen**

Angstpatient:innen neigen dazu, ihre Umwelt und Ereignisse verzerrt wahrzunehmen, oft in einer Weise, die ihre Ängste verstärkt. Negative Denkmuster und Sorgen sind häufig präsent und können sich auch auf das therapeutische Gegenüber übertragen.

▶ **Körperliche Symptome**

Die Angst kann sich auch durch körperliche Symptome manifestieren, z. B. über Herzklopfen, Zittern, Schwitzen oder Magen-Darm-Beschwerden, und kann demzufolge auch im Rahmen der Gegenübertragung erlebbar werden.

AB 17 • P

Übung zur Verbesserung der Selbstberuhigung

Die Fähigkeit, sich selbst zu beruhigen, ist entscheidend für das emotionale Wohlbefinden und die Stressbewältigung. Diese Übungen zur Selbstberuhigung können Ihnen helfen, Ihre emotionale Regulation zu verbessern und einen Zustand der Ruhe und Gelassenheit zu erreichen, auch in stressigen oder herausfordernden Situationen. Es ist wichtig, regelmäßig zu üben und die Techniken zu nutzen, die am besten zu Ihnen passen.

(1) Atemtechniken

- Setzen Sie sich an einen ruhigen Ort und schließen Sie die Augen.
- Atmen Sie tief durch die Nase ein und zählen Sie langsam bis vier.
- Halten Sie den Atem für einen Moment an und zählen Sie erneut bis vier.
- Atmen Sie langsam durch den Mund aus, während Sie bis sechs zählen.
- Wiederholen Sie diesen Vorgang mehrmals, während Sie sich auf Ihre Atmung konzentrieren und versuchen, Ihren Geist zu beruhigen.

(2) Progressive Muskelentspannung

- Spannen Sie jede Muskelgruppe in Ihrem Körper für etwa fünf Sekunden an, beginnend mit den Zehen und sich langsam nach oben arbeitend bis zum Kopf.
- Lassen Sie die Spannung plötzlich los und spüren Sie die Entspannung in den Muskeln.
- Warten Sie einige Sekunden und wiederholen Sie den Vorgang mit jeder Muskelgruppe.

(3) Visualisierung

- Stellen Sie sich einen Ort vor, an dem Sie sich besonders sicher und entspannt fühlen, wie zum Beispiel einen Strand oder einen ruhigen Wald.
- Schließen Sie die Augen und stellen Sie sich lebhaft vor, wie Sie an diesem Ort sind und die friedliche Atmosphäre genießen.
- Konzentrieren Sie sich auf die Details des Ortes, wie die Farben, Geräusche und Gerüche, und lassen Sie sich von der Vorstellung beruhigen.

(4) Selbstgespräche

- Identifizieren Sie beruhigende und unterstützende Worte oder Sätze, die Sie sich selbst sagen können, wenn Sie gestresst oder ängstlich sind.
- Zum Beispiel könnten Sie sich selbst sagen: »Ich bin ruhig und gelassen« oder »Alles wird gut, ich habe die Kontrolle«.
- Wiederholen Sie diese positiven Selbstgespräche mehrmals, um sich selbst und Ihre Gedanken zu beruhigen.

(5) Achtsamkeit

- Praktizieren Sie Achtsamkeit, indem Sie sich auf den gegenwärtigen Moment konzentrieren und Ihre Gedanken ohne Urteil beobachten.
- Nehmen Sie bewusst wahr, was Sie fühlen, hören, sehen, riechen und schmecken, ohne sich darüber zu beurteilen oder zu analysieren.
- Durch regelmäßige Achtsamkeitsübungen können Sie lernen, Ihre Emotionen besser zu regulieren und sich selbst in stressigen Situationen zu beruhigen.

AB 18 • P

Übung: Exposition bei Zwangssymptomen

Diese Übung soll Ihnen helfen, sich Ihren Zwangsgedanken und -handlungen schrittweise zu stellen und Ihre Reaktion darauf zu kontrollieren.

Anleitung:

(1) Einen spezifischen Zwang identifizieren
Wählen Sie einen Ihrer Zwänge aus, den Sie gerne überwinden möchten. Dies könnte z. B. das ständige Kontrollieren von Türen sein.

(2) Expositionsliste erstellen
Notieren Sie die verschiedenen Situationen, die mit Ihrem Zwang verbunden sind, von denen Sie glauben, dass sie Ihre Angst oder den Zwang auslösen. Beginnen Sie mit weniger angstauslösenden Situationen und steigern Sie die Intensität allmählich.

(3) Annäherung an eine Exposition
Beginnen Sie mit der ersten Situation auf Ihrer Liste, die Sie leicht unangenehm empfinden, aber noch kontrollierbar ist. Stellen Sie sich dieser Situation, ohne Ihre üblichen Zwangshandlungen auszuführen. Atmen Sie ruhig und versuchen Sie, die Angst zu akzeptieren, ohne dagegen anzukämpfen.

(4) Die Exposition durchführen
Bleiben Sie so lange in der Situation, bis die Angst abklingt, und Sie merken, dass Sie die Kontrolle behalten können, auch wenn Sie Ihre Zwangshandlung nicht ausführen.

(5) Erfahrungen aufzeichnen
Nach jeder Expositionssitzung notieren Sie Ihre Gedanken, Gefühle und körperlichen Reaktionen. Beachten Sie auch, wie sich Ihre Angst im Laufe der Zeit verändert.

(6) Progressive Exposition
Arbeiten Sie sich allmählich durch Ihre Expositionsliste voran, wobei Sie sich zunehmend angstauslösenden Situationen aussetzen. Erinnern Sie sich daran, dass dies ein schrittweiser Prozess ist und Sie sich nicht überfordern sollten.

(7) Belohnen Sie sich
Loben Sie sich selbst für Ihre Anstrengungen und Fortschritte, egal wie klein sie sein mögen. Belohnen Sie sich nach jeder erfolgreichen Expositionssitzung mit etwas Angenehmem, um sich selbst zu motivieren.

Wichtig

Beginnen Sie diese Übung unbedingt erst im Verlauf einer bestehenden Therapie und immer in Absprache mit dem therapeutischen Gegenüber. Die Übung sollte kontinuierlich und regelmäßig durchgeführt werden, um langfristige Verbesserungen Ihrer Zwangssymptome zu erreichen. Ein gemeinsamer Start in diese Übung sollte in der Therapie erfolgen.

AB 19 • P

Ziele zur Bewältigung von Angst

Auf diesem Arbeitsblatt stehen verschiedene Themengebiete und darunter jeweils Beispiele, die unterschiedliche Therapieziele veranschaulichen können. Bitte versuchen Sie alle sieben Oberkategorien nach ihrer Wichtigkeit für Sie persönlich zu bewerten von 1 (gar nicht wichtig) bis 10 (sehr wichtig).

☐ **Identifikation von Angstauslösern**
- ▶ Erlernen Sie, Ihre individuellen Angstauslöser zu erkennen und zu benennen.
- ▶ Notieren Sie Situationen, Gedanken oder Umstände, die Ihre Angst verstärken.

☐ **Entwicklung von Bewältigungsstrategien**
- ▶ Erlernen Sie verschiedene Bewältigungstechniken wie tiefe Bauchatmung, Progressive Muskelentspannung oder Achtsamkeitsübungen.
- ▶ Probieren Sie verschiedene Entspannungstechniken aus und finden Sie heraus, welche für Sie am besten geeignet sind.

☐ **Veränderung von negativen Gedankenmustern**
- ▶ Identifizieren Sie negative Gedanken und Glaubenssätze, die Ihre Angst verstärken.
- ▶ Üben Sie, diese negativen Gedanken in Frage zu stellen und durch realistischere und unterstützende Gedanken zu ersetzen.

☐ **Angstauslöser konfrontieren**
- ▶ Erstellen Sie eine schrittweise Expositionsliste, um sich Ihren Ängsten langsam und systematisch zu stellen.
- ▶ Beginnen Sie mit leichteren Angstauslösern und arbeiten Sie sich allmählich zu schwierigeren Situationen vor.

☐ **Aufbau von Selbstfürsorge**
- ▶ Pflegen Sie regelmäßig Selbstfürsorgeaktivitäten wie ausgewogene Ernährung, ausreichend Schlaf und körperliche Bewegung.
- ▶ Planen Sie regelmäßige Entspannungszeiten und Aktivitäten, die Ihnen Freude bereiten.

☐ **Unterstützung suchen**
- ▶ Ermutigen Sie sich, professionelle Hilfe bei einem Therapeuten oder einer Psychiaterin zu suchen, wenn Sie das Gefühl haben, dass Sie alleine nicht mit Ihrer Angst umgehen können.
- ▶ Nutzen Sie Unterstützung von Freunden, Familie oder Selbsthilfegruppen, um sich nicht isoliert zu fühlen.

☐ **Selbstreflexion und -akzeptanz**
- ▶ Üben Sie Selbstreflexion, um die zugrunde liegenden Ursachen Ihrer Ängste besser zu verstehen.
- ▶ Akzeptieren Sie sich selbst mit Ihren Ängsten und erlauben Sie sich, auch in schwierigen Zeiten für sich selbst da zu sein.

Meine drei Hauptziele:

(1) ....

(2) ....

(3) ....

7 Die Psychodynamik von Körpersymptomen

Im Folgenden soll das umfassende Feld der Psychosomatik kurz dargestellt werden. Dafür erfolgt, gemäß den Ideen von Goetzmann et al. (2020), die Einteilung in die Gruppe der symbolischen sowie asymbolischen psychosomatischen Erscheinungsformen. Diese Einteilung hat Konsequenzen für die damit einhergehende jeweils unterschiedliche Behandlungstechnik (Ruettner et al., 2015). Die Konversion soll hier exemplarisch als Ausdruck verstanden werden, welcher nicht mit einer spezifischen Diagnose in der Internationalen Klassifikation einhergeht. Beide Störungen unterstreichen die komplexe Interaktion zwischen psychischen und physischen Komponenten der Gesundheit.

7.1 Die Psychodynamik symbolischer Körpersymptome (Konversion)

In Konversionen manifestieren sich Körpersymptome oft als neurologische Störungen, beispielsweise Lähmungen oder Anfälle, die keine klare organische Grundlage haben. Typischerweise betrifft dies die quergestreifte Muskulatur, die der willentlichen Kontrolle unterliegt. Es gilt vorab festzuhalten, dass die psychodynamische Perspektive nur einen Erklärungsansatz darstellt, welche zumeist im Rahmen eines biopsychosozialen Modells integriert und betrachtet werden kann. Auch zeigt sich in den folgenden Assoziationen sowie Behandlungsansätzen keinerlei Vollständigkeit, auch vor dem Hintergrund von menschlicher Individualität und ambiguen Lebensperspektiven, die jedes Symptom auch gänzlich anders darstellen können.

Psychodynamische Einordnung der Konversion

Die Konversion, wie von Freud im Jahr 1894 beschrieben, beschreibt eine Übersetzung der Erregungssumme einer verdrängten Vorstellung ins Körperliche, insbesondere über sensorische und motorische Innervationen (Boll-Klatt et al., 2018). Die Symptome der hysterischen Konversion wurden von Freud als Hinweis auf die Verdrängung eines durch Über-Ich-Forderungen verbotenen Wunsches gesehen (Freud, 1895). Im Rahmen der Triebpsychologie wird diese psychosomatische Reaktion als Ausdruck der Unvereinbarkeit von Triebwünschen und den Anforderungen des Über-Ichs gesehen. Der Konflikt zwischen Wunsch und Abwehr wird auf symbolische Weise ins Körperliche überführt und stellt damit eine kompromisshafte Lösung dar, welche zu einem primärem und damit unbewusstem Krankheitsgewinn führt. In diesem Kontext trägt der symbolische Ausdruck des körperlichen Symptoms eine metaphorische Bedeutung (s. auch Dahlke, 1996). Das Symptom selbst vermittelt das innere Bedürfnis sowie dessen Verbot und bietet somit eine begrenzte Konfliktlösung. Freud stellt die Frage nach dem »rätselhaften Sprung« (1916) vom Seelischen zum Körperlichen, wobei die Antwort darin besteht, dass der Säugling durch körperliches Empfinden geprägt ist und seine Emotionen durch somatisches Verhalten ausdrückt, bis dieser im Verlauf der Sprachentwicklung in der Lage ist, die Bezugspersonen auch symbolisch an sich zu binden. Ein tiefgehender Blick auf ein Konversionssymptom offenbart zudem, dass nicht nur eine körperliche Übersetzung auftritt, sondern dieses auch ein komplexes Gefüge von Affekten, Begierden, Handlungsentwürfen und Vorstellungen enthält. Diese Elemente sind gleichsam Ausdruck des Selbst, die durch die Konversion aus der Identität ausgeschlossen werden. Somit wird klar, dass das körperliche Erleben in diesem Kontext das seelische Erleben auf vielschichtige Weise repräsentiert. Zudem übernimmt die Krankenrolle eine Funktion des sekundären Krankheitsgewinns, indem sie neue soziale Interaktionen ermöglicht.

Hierbei müssen objektbeziehungstheoretische Erkenntnisse einbezogen werden. Die auf den Körper projizierten Inhalte sind damit nicht nur als innerpsychisches, konflikthaftes Feld zu verstehen, sondern basieren auch auf inneren Vorstellungen und Bildern des eigenen Selbst sowie der engsten Bezugspersonen, die sich in der präverbalen Phase entwickeln (Klußmann, 2015). In diesem Körperdialog sind zum Beispiel auch aggressive Beziehungserfahrungen aufgehoben. Der innere Dialog entlastet die äußeren, gelebten Beziehungen davor, von den destruktiven Impulsen eingenommen zu werden (Küchenhoff, 1997). Damit handelt es sich bei der Konversion um einen motivierten, aktiven, psychodynamischen Vorgang, der eine Abwehr darstellt. Durch den Mechanismus der Übersetzung wird die Konversion auch als sogenannte Ausdruckserkrankung (Uexküll et al., 2011) verstanden.

Behandlungsperspektiven

Die Behandlung von Konversionssymptomen und den daraus resultierenden Störungsbildern beinhaltet ein Zusammenspiel von Wünschen und Abwehrmechanismen, die als »Bremse« fungieren. In der psychodynamischen Praxis erfolgt eine Erkundung mithilfe von Methoden wie der freien Assoziation, um diese spezifischen Konflikte zu identifizieren. Die Therapie zielt darauf ab, diese Konflikte, einschließlich unbewusster Wünsche und unterdrückter Gefühle, zu erkennen und zu deuten. Ein illustrierendes Beispiel hierfür ist der Fall von Miss Lucy R. gemäß den Studien zur Hysterie von Freud aus dem Jahr 1895. Im Rahmen von Übertragungs- und Gegenübertragungsphänomenen soll das Potential des innerpsychischen Konfliktes auch innerhalb der therapeutischen Beziehung seinen Ausdruck finden und im Hier und Jetzt mittels aufdeckender Deutungen bearbeitet werden. Der Körper sollte dabei als dramatisches Ausdrucksmittel des Konfliktes ernst genommen werden und die symbolisch-körperliche Darstellung als Grundlage der Deutungen dienen. Die Behandlung des neurotischen Konfliktes erfolgt in der Tiefenpsychologie in einer modifizierten ursprünglich psychoanalytischen Technik in drei Phasen:

(1) Klarifikation
(2) Konfrontation
(3) Durcharbeiten

Eine stabile therapeutische Beziehung ist dafür von entscheidender Bedeutung, auch um das Übertragungs- und Gegenübertragungsfeld zu aktivieren. Dabei sollte der potenzielle Krankheitsgewinn berücksichtigt werden, der durch eine erfolgreiche Behandlung aufgedeckt und verloren gehen kann. Ebenfalls muss auf die mit der Bewusstmachung unerträglicher, ängstigender Vorstellungen einhergehenden Ängste, Schamgefühle und Verunsicherungen Rücksicht genommen werden. Es gilt zu beachten, dass eine symptomatische Linderung nur dann erfolgen kann, wenn gleichzeitig eine innere und äußere Entlastung stattfindet.

7.2 Die Psychodynamik asymbolischer Körpersymptome (Somatisierung)

Im Gegensatz zur dargestellten Konversion charakterisiert sich die Somatisierung durch wiederholte, vielfältige körperliche Beschwerden ohne nachweisbare organische Ursache. Diese Beschwerden erstrecken sich über verschiedene Organsysteme und Weichteile, die nicht direkt der willentlichen Kontrolle unterliegen, wie etwa das Verdauungs- oder das Herz-Kreislauf-System. Die Somatisierung soll hier exemplarisch als Ausdruck verstanden werden, welcher nicht mit einer spezifischen Diagnose in der Internationalen Klassifikation einhergeht.

Psychodynamische Einordnung der Somatisierung

Die nicht konfliktbedingte Somatisierung ist durch körperliche Beschwerden gekennzeichnet, die nicht oder nicht ausreichend auf eine organische Erkrankung zurückzuführen sind. Diese manifestieren sich in intensiven somatischen, meist wechselhaften, Symptomen, darunter vor allem Schmerzen, Herz-Kreislauf-Beschwerden, Magen-Darm-Beschwerden, sexuelle und neurologische Symptome. Untersuchungen zeigen, dass die Integration des Leidens der Patient:innen in ein individuelles bio-psycho-soziales Modell, wie von Uexküll (2011) vorgeschlagen, vorteilhaft ist. Psychodynamisch wird Somatisierung als unreife Form der Abwehr gesehen, welche das Erleben von Affekten in ein ausschließlich körperliches Erleben dieser überführt. Freud führt in seinen Studien zur Hysterie von 1905 das Phänomen des Somatischen Entgegenkommens als verantwortlich für die Wahl des psychosomatischen Symptoms und seiner Lokalisation an. Dieses Entgegenkommen kann durch genetische Disposition, frühkindliche Prägung durch spezielle Körpererfahrungen sowie somatische Traumata oder chronische Überlastung beeinflusst werden (Egle et al., 2003). Dabei kann auch das Konzept der Alexithymie, auch als Gefühlsblindheit bekannt, berücksichtigt werden. In der Alexithymie wird ausschließlich die somatische Komponente eines emotionalen Zustands in Form eines Körpersymptoms wahrgenommen (Krystal, 1997). Die Alexithymie fungiert als Abwehrmechanismus, um negative (zwischenmenschliche) Emotionen zu vermeiden (Nickel & Egle, 2006).

Auch im Kontext der Somatisierung steht der Körper als Aktionsfeld im Mittelpunkt. Dabei drückt der Körper vor allem den Wunsch nach Versorgung und die Sehnsucht nach Zuwendung aus. Nach Khan (1963) fungiert die grundlegende und ausreichende Versorgung in der Kindheit durch die Mutter oder die Eltern als ein Schutzschild (sogenanntes »Protective Shield«). Ein funktionierendes Schutzschild führt zu Gefühlen von Wohlbefinden und Omnipotenz im Kind. Bruchstellen im Schutzschild, die sich durch die gesamte Kindheit ziehen können, werden als Ausdruck, Folge und Bedingung kumulativer Traumata betrachtet.

Die Analyse frühkindlicher Traumata deutet auf eine beeinträchtigte Affektregulation und ein unsicheres Bindungserleben hin (Waller & Scheidt, 2006). Diese Defizite könnten zu einem nach außen orientiertem, mechanischem Stil der Wahrnehmung und des Denkens führen, der die Fähigkeit einschränkt, Gefühle zu verbalisieren (»pensée opératoire« nach Marty et al., 1968). Folglich sind biografische Belastungen und psychosoziale Konfliktsituationen untrennbar mit dem Krankheitsbild verbunden. Aktuelle psychosoziale Belastungen könnten hingegen als Auslöser für Somatisierung wirken, wobei negative Lebensereignisse, chronische psychosoziale Belastungen, ungünstiges Coping-Verhalten und mangelnde Unterstützungsressourcen am häufigsten beschrieben werden (Kapfhammer, 2008).

Im Rahmen der Selbstpsychologie (Stern, 2003) manifestiert sich eine Störung des Selbst, welche präexistent zum Spracherwerb auftritt, vor der Symbolisierungsfähigkeit. Forschungsarbeiten im Bereich der Kleinkindforschung postulieren, dass bis zum Alter von circa zwei Jahren keine symbolischen Prozesse stattfinden. In dieser Zeit ist es Kleinkindern demnach nicht möglich, auf symbolische Weise zu denken, wie es dem konventionellen Denkmodus Erwachsener entspricht. Vor dem Erwerb dieser Fähigkeit können Säuglinge und Kleinkinder ausschließlich auf der Verhaltensebene auf aggressive Stimuli reagieren. Erst mit dem Erreichen der Fähigkeit zur Symbolisierung erfolgt eine Transformation der Selbstregulation. Anfänglich ist diese Regulierung von den konkreten Handlungen der Bezugsperson abhängig, jedoch entwickeln Kinder im weiteren Verlauf komplexe mentale Prozesse wie Fantasie, inneren Dialog und Verdrängungsmechanismen, welche im Rahmen von Symptomen der Somatisierung als beeinträchtigt sichtbar werden.

Behandlung

Die Behandlung erfordert einen einfühlsamen und differenzierten therapeutischen Ansatz, der die korrigierende Beziehungserfahrung in den Vordergrund rückt. Ein zentraler Schritt besteht darin, die Symptome aktiv und detailliert zu erfragen, wobei ein besonderes Augenmerk auf die individuellen Erfahrungen der Betroffenen gelegt wird. Es ist wichtig, die Beschwerden ernst zu nehmen und zu validieren, um Patient:innen das Gefühl zu geben, dass die Sorgen und Symptome wahrgenommen werden. Der Aufbau einer stabilen Beziehung zwischen Therapeut:in und Patient:in ist von entscheidender Bedeutung. Hierbei ist eine aktive, sorgende und wertschätzende Haltung seitens des therapeutischen Gegenübers unerlässlich, auch wenn dies viel Geduld erfordert. Eine respektvolle Zusammenarbeit fördert das Vertrauen und schafft eine unterstützende Umgebung für die therapeutische Arbeit. Zentrales Ziel der Behandlung dieser asymbolischen nicht-konflikthaften Körpersymptome ist der Aufbau eines durch die frühen Traumata zerstörten imaginären Raumes durch die Techniken des Holdings und Überführen nicht symbolisierbarer Emotionen in fassbare Affekte beziehungsweise in Worte durch Containing (s. Kap. 1). In diesem Sinne geht es vor allem um eine Stärkung der Mentalisierungsfähigkeit.

Wichtig

Es ist ratsam, von Beginn an idealisierte Erwartungen zu relativieren und realistische Ziele zu setzen. Dies trägt dazu bei, den Druck und die möglichen Frustrationen zu minimieren, die aus unrealistischen Vorstellungen entstehen können. Gleichzeitig ist eine enge Zusammenarbeit mit anderen Fachärzt:innen von Vorteil, um eine ganzheitliche Versorgung sicherzustellen und die verschiedenen Aspekte der somatischen Beschwerden zu berücksichtigen. Eine gründliche Analyse und ein umfassendes Verständnis der individuellen Hintergründe und Dynamiken sind entscheidend, um die spezifischen Bedürfnisse von Patient:innen zu erkennen und eine zielgerichtete Behandlung zu ermöglichen. Die Behandlung erfolgt, auch aufgrund der Begrenzung der Struktur und Symbolisierungsfähigkeit, nicht aufdeckend, sondern stabilisierend, leicht konfrontierend und integrierend.

Zusätzlich zu den genannten Schritten ist es wichtig, aufrechterhaltende Bedingungen genau zu identifizieren. Hierbei spielen affektwahrnehmende und -differenzierende Maßnahmen eine entscheidende Rolle, um Patient:innen dabei zu helfen, eine bewusstere Verbindung zwischen Emotionen und körperlichen Symptomen herzustellen. Die Eruierung der subjektiven Krankheitstheorie ist ein weiterer Schritt, um die individuellen Überzeugungen und Einstellungen gegenüber seiner Gesundheit zu verstehen. Dabei ist es wichtig, Toleranz für ein fehlendes psychosomatisches Krankheitsverständnis zu zeigen und einfühlsam auf die persönlichen Perspektiven von Patient:innen einzugehen. Die Förderung der Behandlungsmotivation ist ein fortlaufender Prozess, der auf Vertrauen und Zusammenarbeit basiert. Der Einsatz von Entspannungsverfahren kann dazu beitragen, Stress abzubauen und körperliche Spannungen zu reduzieren. Ein Symptomtagebuch kann dabei helfen, Muster und Zusammenhänge zwischen emotionalen Zuständen und somatischen Beschwerden zu erkennen.

Arbeits- und Informationsmaterial

INFO 21 Besonderheiten in der Therapie symbolischer Körpersymptome
Das Informationsblatt bietet einen Überblick zu den Besonderheiten bei symbolischen Körpersymptomen. Die Therapie erfordert ein hohes Maß an Empathie und Geduld, vor allem im Umgang mit schwierigen therapeutischen Situationen.

INFO 22 Besonderheiten in der Therapie asymbolischer Körpersymptome
Das Informationsblatt bietet einen Überblick zu den Besonderheiten bei asymbolischen Körpersymptomen. Die therapeutische Beziehung ist dabei von elementarer Wichtigkeit, da innerhalb dieser die Möglichkeit einer korrigierenden Erfahrung liegen kann.

INFO 23 Perspektiven zur Psychosomatik und psychodynamischen Therapie
Das Informationsblatt soll Patient:innen die Perspektiven der Psychosomatik und die Handlungsweise der psychodynamischen Arbeit näherbringen.

AB 20 Schmerzen als Ausdruck
Das Arbeitsblatt dient vorrangig dazu, Patient:innen das Konzept von Schmerzen als Ausdruck seelischer Themen näherzubringen. Dieses soll Patient:innen anregen, über die eigene Situation zu reflektieren. Diagnostisch lässt sich daraus auch der Wunsch nach selbstverantwortlicher Veränderung ableiten.

AB 21 Träume und Schmerzen
Das Arbeitsblatt regt Patient:innen dazu an, auch innerhalb der Traumwelt nach dem Thema der Schmerzen symbolisch zu suchen. Vor allem bietet dieses Arbeitsblatt einen kreativen Umgang mit den Schmerzen an.

INFO 24 Routinen und Schmerzen
Das Informationsblatt zeigt Patient:innen die Wichtigkeit von Routinen für das Schmerzmanagement. Zudem ergibt sich daraus ein Gefühl, den Schmerz ein wenig kontrollieren zu können.

AB 22 Tagesplan zur Etablierung von Routinen
Das Arbeitsblatt regt dazu an (in Anlehnung an **INFO 24** »Routinen und Schmerzen«), direkt einige Veränderungen in Bezug auf die Etablierung neuer Routinen im eigenen Lebensalltag vorzunehmen.

INFO 21 • T

Besonderheiten in der Therapie symbolischer Körpersymptome

Die Therapie erfordert ein hohes Maß an Empathie und Geduld, vor allem im Umgang mit schwierigen therapeutischen Situationen. Die im Folgenden aufgeführten Besonderheiten spielen eine entscheidende Rolle bei der Gestaltung der therapeutischen Beziehung.

▶ **Eigene Identifikation mit Patient:innen**

Eigenen Phänomenen des somatischen Entgegenkommens müssen dem therapeutischen Gegenüber bewusst sein, um Identifizierungsmomente zu minimieren.

▶ **Beharrlichkeit der Symptome**

Das eigene Aufkommen von Hilflosigkeit entsteht bei dieser Patientengruppe häufig. Vor allem wenn, trotz möglicher kreativer, aufdeckender Interventionen, der Übergang von der Einsicht zur tatsächlichen Veränderung (dabei das Verringern oder Schwinden der Körperphänomene) nicht gelingt.

▶ **Eigenes Leistungsmotiv**

Hohe Erwartungen im Rahmen des Über-Ichs führen zu einem Leistungsgedanken in der Übertragung. Die Therapie sollte darauf abzielen, auch den daraus resultierenden eigenen Druck zu minimieren und realistische Erwartungen an die eigene therapeutische Tätigkeit zu etablieren.

▶ **Einbezug interpersoneller Beziehungen**

Sofern die Symptome eine zentrale Funktion im zwischenmenschlichen Bereich erfüllen, sollte die Möglichkeit gegeben sein, Angehörige mit einzubeziehen.

Wichtig

Die eigenen neuralgischen Punkte im Rahmen der Selbsterfahrung müssen identifiziert werden, um mögliche auftretende körperliche Gegenübertragungsphänomene gut analysieren zu können.

INFO 22 • T

Besonderheiten in der Therapie asymbolischer Körpersymptome

Die therapeutische Beziehung ist von elementarer Wichtigkeit, da innerhalb dieser die Möglichkeit einer korrigierenden Erfahrung liegen kann. Im Folgenden werden einige Merkmale erfasst, die innerhalb der Behandlung wichtig sind.

- **Reinszenierung der frühen Beziehungssituation**
  Aufgrund hoher Behandlungserwartungen sind Patient:innen und Therapeut:innen oft unzufrieden. Patient:innen fühlen sich missverstanden, dabei entsteht häufig eine Wiederholung der frühkindlichen Erfahrung von Nicht-Verstehen, Abwesenheit sowie Fluchtreaktionen im Gegenüber. In diesem Moment ist das Risiko eines Therapieabbruchs hoch.

- **Eigene Gefühle von Hilflosigkeit und Frustration**
  Es bestehen hohe Erwartungen an Therapeut:innen, die als »mächtige Helfer:innen« gesehen werden. Daraus entsteht häufig eine Neigung, eigene Versprechen zu machen, die sich im Verlauf der Behandlung als schwierig erweisen.

- **Gegenübertragungsphänomene**
  Die Somatisierung als Reaktionsmöglichkeit der Psyche kann auch innerhalb der eigenen Gegenübertragung auftreten. Im Rahmen einer kongruenten Gegenübertragung können dabei Körperphänomene wie Müdigkeit oder Unruhe auftreten.

- **Begrenzte Introspektionsfähigkeit**
  Bei Betroffenen erscheint die Fähigkeit zur Introspektion häufig als eingeschränkt, was den therapeutischen Verlauf beeinträchtigt. Dabei sollte weniger die Einsichtsfähigkeit und stattdessen die Beziehungserfahrung im Vordergrund stehen.

- **Mangelndes Krankheitsbewusstsein**
  Betroffene zeigen häufig eine geringe Einsicht in die Ätiologie sowie die Schwere ihrer eigenen Erkrankung, was im therapeutischen Gegenüber zu Frustration führen kann.

- **Berücksichtigung von Kultur und Wertvorstellungen**
  Die Wertvorstellungen und kulturellen Hintergründe von Patient:innen spielen eine wichtige Rolle. Therapeut:innen sollten sich bewusst sein, wie kulturelle Faktoren die Einstellung z. B. zum Thema Schmerz und die damit einhergehende Versorgung beeinflussen können. Soziokulturelle Normen und gesellschaftliche Erwartungen spielen ebenfalls eine Rolle.

INFO 23 • P

Perspektiven zur Psychosomatik und psychodynamischen Therapie

Die Psychosomatik betrachtet die Verbindung zwischen körperlichen Beschwerden und seelischen Faktoren. Gefühle, Gedanken und Erfahrungen beeinflussen unsere körperliche Gesundheit. Psychosomatische Beschwerden entstehen, wenn emotionale Belastungen körperliche Symptome auslösen.

Ganzheitlicher Ansatz
Die Psychosomatik betrachtet den Menschen als Ganzes. Körperliche und seelische Gesundheit sind eng verbunden. Psychosomatische Beschwerden haben oft psychische Ursachen. Magen-Darm-Beschwerden durch Stress sind ein Beispiel. Die Psychosomatik zielt darauf ab, diese Verbindungen zu verstehen und ganzheitliche Therapieansätze zu entwickeln.

Psychodynamische Therapie
Ein therapeutischer Ansatz, der in der Psychosomatik genutzt wird, ist die psychodynamische Therapie. Hierbei erforschen Therapeut:innen tiefliegende emotionale Konflikte und unbewusste Prozesse, die zur Entstehung von psychosomatischen Beschwerden beitragen können. Entspannungstechniken und körperorientierte Methoden sollen ergänzend zum Einsatz kommen. Ziel ist es, die Selbstwahrnehmung zu stärken, Emotionen zu bewältigen und die Gesundheit zu fördern.

Behandlungsansätze
Therapeut:innen, die psychosomatische Beschwerden behandeln, nutzen Ansätze wie Gesprächstherapie, Entspannungstechniken oder körperorientierte Methoden. Ziel ist es, die Selbstwahrnehmung zu stärken, Emotionen zu bewältigen und die körperliche Gesundheit zu fördern.

Wichtig

Psychosomatische Beschwerden sind real und ernstzunehmend. Die Psychosomatik bietet einen ganzheitlichen Ansatz zur Ursachenforschung und individuellen Heilung. Die Zusammenarbeit zwischen Patient:in und Therapeut:in ist zentral für ein tiefergehendes Verständnis und damit einhergehender wachsender Gesundheit.

AB 20 • P

Schmerzen als Ausdruck

Unterschiedliche Arten von Schmerzen: psychodynamische Perspektive

(1) Symbolische Körpersymptome

Symbolische Körpersymptome, wie sie bei der Konversion auftreten, sind Ausdruck verdrängter Gedanken und Wünsche, die sich auf körperlicher Ebene manifestieren. Diese können neurologische Störungen wie Lähmungen oder Anfälle ohne klare organische Ursache umfassen. Sie spiegeln die komplexe Interaktion zwischen psychischen und physischen Faktoren wider und dienen als kompromisshafte Lösung für innerpsychische Konflikte. Das körperliche Erleben repräsentiert das seelische Erleben auf vielschichtige Weise und bietet eine begrenzte Konfliktlösung. Durch den Mechanismus der Übersetzung wird die Konversion als sogenannte Ausdruckserkrankung verstanden.

(2) Asymbolische Körpersymptome

Asymbolische Körpersymptome, wie sie bei der Somatisierung auftreten, sind durch wiederholte körperliche Beschwerden ohne klare organische Ursache gekennzeichnet. Diese Symptome erstrecken sich über verschiedene Organsysteme und Weichteile und umfassen vor allem Schmerzen, Herz-Kreislauf- und Magen-Darm-Beschwerden sowie neurologische Symptome. Psychodynamisch betrachtet repräsentiert die Somatisierung eine frühe Form der Abwehr, bei der das Erleben von Affekten ausschließlich in körperliche Symptome umgewandelt wird. Die Ursachen können in frühkindlichen Traumata, ungünstigem Coping-Verhalten und mangelnden Unterstützungsressourcen liegen.

Wichtig

Die Psychodynamik hinter beiden Arten von Schmerzen zeigt, wie die Psyche durch den Körper kommuniziert und wie unterschiedliche psychosoziale Faktoren die Wahrnehmung und Manifestation von Schmerzen beeinflussen können. Beide Formen benötigen eine unterschiedliche Herangehensweise in der Therapie.

Meine Eindrücke zu diesen Erläuterungen: Wie stehe ich zu dieser Perspektive? Wo ordne ich meine eigene Symptomatik ein? Wie stehe ich zu der Hypothese: Schmerz als Ausdruck?

....

....

....

....

AB 21 • P

Träume und Schmerzen

Erinnern Sie sich an ein Bild aus einem nächtlichen oder alltäglichen Traum, welches Sie mit Ihrem Körpersymptom in Verbindung bringen?

Bitte beschreiben oder malen Sie es in den folgenden Kasten:

Inwiefern sehen Sie einen Zusammenhang zwischen dem Bild und Ihren Schmerzen?

....

....

....

....

....

INFO 24 • P

Routinen und Schmerzen

Routinen sind aus mehreren Gründen sehr wichtig, um das Schmerzempfinden und die Schmerzintensität zu reduzieren. Folgende Aspekte können über Routinen positiv beeinflusst werden:

(1) Struktur und Kontrolle

Routinen schaffen Struktur im Alltag und vermitteln ein Gefühl von Kontrolle über ihre Situation. Dies kann besonders wichtig sein, da Schmerzen oft ein Gefühl der Hilflosigkeit und Unberechenbarkeit auslösen können.

(2) Ablenkung

Durch regelmäßige Routinen können Sie abgelenkt werden und sich auf andere Aktivitäten konzentrieren. Dies kann dazu beitragen, den Fokus weg von den Schmerzen zu lenken und das Leiden zu verringern.

(3) Schmerzbewältigung

Bestimmte Routinen wie Entspannungsübungen, körperliche Aktivität oder Meditation können Teil eines Schmerzbewältigungsplans sein. Indem Sie diese Routinen regelmäßig durchführen, können Sie lernen, mit ihren Schmerzen umzugehen und sie besser zu bewältigen.

(4) Gesundheitsförderung

Routinen wie regelmäßige Bewegung, gesunde Ernährung und ausreichender Schlaf können dazu beitragen, die Gesundheit insgesamt zu verbessern und Schmerzen zu reduzieren.

(5) Psychologisches Wohlbefinden

Routinen können auch dazu beitragen, das psychologische Wohlbefinden zu verbessern, indem sie ein Gefühl der Normalität und Stabilität schaffen. Dies kann Angst und Depressionen reduzieren, die oft mit chronischen Schmerzen einhergehen.

Tagesplan zur Etablierung von Routinen

Das Arbeitsblatt soll dabei unterstützen, neue Routinen zu etablieren und in den Wochenüberblick zu integrieren. Bitte füllen Sie dazu die folgenden Felder aus, besprechen das Arbeitsblatt mit ihrem therapeutischen Gegenüber und evaluieren Sie über die kommenden Wochen selbst, wie Ihnen die Umsetzung gelingt.

Zeit	Beispiel	Montag	Dienstag	Mittwoch	Donnerstag	Freitag	Samstag	Sonntag
07:00	Aufstehen							
08:00	Morgengymnastik							
09:00	Frühstück							
10:00	Persönliche Hygiene							
11:00	Arbeit / Schule							
12:00	Mittagessen							
13:00	Entspannungszeit							
14:00	Hausarbeiten							
15:00	Sport / Spaziergang							
16:00	Freizeit (Lesen, Hobby)							
17:00	Entspannungsübungen							
18:00	Abendessen							
19:00	Vorbereitung auf Schlaf							
20:00	Entspannungsübung							
21:00	Vorbereitung auf Schlaf							
22:00	Schlafenszeit							

8 Die Psychodynamik der Sexuellen Funktionsstörung

Psychodynamische Einordnung

Sexuelle Störungen stellen in der psychotherapeutischen Praxis ein häufig vernachlässigtes Thema dar, das sowohl von Patient:innen als auch von Therapeut:innen oft vermieden wird, solange es nicht explizit angesprochen wird. Dies steht im eklatanten Gegensatz zur beobachteten Häufigkeit dieser Problematik und ihrem unmittelbaren Behandlungsbedarf (Reinecke et al., 2006). Im Rahmen der Internationalen Klassifikation der Krankheiten erfolgt die Kategorisierung sexueller Störungen in drei Hauptbereiche:

(1) Sexuelle Funktionsstörungen
(2) Störungen der Sexualpräferenz (Paraphilien)
(3) Störungen der Geschlechtsidentität

Sexuelle Funktionsstörungen, welche im Folgenden ausschließlich beschrieben werden, stehen einem erfüllten sexuellen Erleben entgegen, häufig einhergehend mit Beziehungsstörungen. Bei Frauen werden vor allem mangelndes sexuelles Interesse, Orgasmusstörungen, Lubrikationsschwierigkeiten sowie Schmerzen während des Sexualverkehrs benannt. Bei Männern hingegen stehen die Symptome um einen vorzeitigen Samenerguss sowie Leistungsängste beim Sexualakt im Vordergrund. Die gesellschaftlichen Normen prägen maßgeblich, welche Formen von Sexualität als pathologisch klassifiziert werden.

Im Jahr 1905 publizierte Freud die »Drei Abhandlungen zur Sexualtheorie«. Damit machte er die menschliche Sexualität erstmals zum Gegenstand öffentlicher Diskussion und durchbrach damit ein gesellschaftliches Tabu. Bereits 1900 hatte er in der »Traumdeutung« auf infantile Wünsche bei Kindern hingewiesen. Freud erweiterte den Begriff der Sexualität, indem er betonte, dass die Sexualität »polymorph pervers« angelegt und nicht nur auf die Genitalien beschränkt sei. Im Rahmen psychodynamischer Konzepte ist der »Trieb« von grundlegender Bedeutung und repräsentiert eine psychische Kraft, die aus kontinuierlich fließenden inneren Reizen entsteht. Dieser psychische Trieb strebt nach Lustgewinn durch Befriedigung und entwickelt sich aus verschiedenen organischen Quellen. Die ursprünglichen Sexualtriebe entstammen diversen organischen Quellen wie oralen, analen oder genitalen Reizungen, wobei sie anfänglich als unabhängige Partialtriebe aktiv sind (Freud, 1905; Laplanche & Pontalis, 2022). Die Libido, als psychische Energie des Triebes, existiert unabhängig vom Objekt, kann aber durch dieses aktiviert werden. Die psychosexuelle Entwicklung wird durch das Verhältnis von Widerstand zu dem (Partial-)Trieb bestimmt. Hierbei spielen Affekte wie Ekel, Scham und Schmerz eine zentrale Rolle. Der Prozess der Objektwahl ist im Laufe des Lebens variabel, bisexuelle Veranlagungen werden betont. Die von Freud 1905 dargelegte Fallgeschichte von »Dora« offenbarte eine starke Verstrickung in die sexuelle Dynamik ihrer Eltern. Trotz ihrer erkennbaren Opferrolle interessierte Freud besonders, ihre eigenen sexuellen Wünsche und Fantasien im Zusammenhang mit ihrer Symptomatik zu verstehen. Hierbei betonte er das sexuelle Moment als Schlüssel zur Entstehung von Neurosen. Die Analyse wurde viel diskutiert und trug zur Weiterentwicklung der psychoanalytischen Methode bei. Die Vielschichtigkeit von Sexualität und die unbewussten Bedeutungen stehen bis heute im Zentrum psychoanalytischer Arbeit. Obwohl wir heute ein vertieftes biologisches Verständnis der Sexualität haben, bleiben die psychischen Rätsel bestehen. Die Psychoanalyse betrachtet sexuelle Störungen primär als neurotisch bedingt. Früher galten unbewusste Konflikte zwischen Triebwünschen und den Interessen des Ichs als hauptsächliche Ursache sexueller Symptome. Durch die radikale Wendung von Trieb- zu Objektbeziehungen, mit dem Aufkommen der Selbstpsychologie und Objektpsychologie (auch als »Kopernikanische Wende« bezeichnet), verblasst der Begriff um die Triebe und die Sexualität zunehmend.

Richter-Appelt (2007) schlägt vor, die Sexuellen Funktionsstörungen auf der Grundlage möglicher ätiologischer Faktoren zu differenzieren. Hierbei wird anerkannt, dass psychodynamische Einflüsse, wie unbewusste Konflikte oder spezifische Beziehungsdynamiken, in Verbindung mit aktuellen psychosozialen Stressoren, die sexuelle Funktionsfähigkeit beeinträchtigen können. Somit ergibt sich ein umfassenderes Verständnis der Ätiologie sexueller Funktionsstörungen, das sowohl die individuelle psychodynamische Struktur als auch die gegenwärtigen partnerschaftlichen Interaktionen einbezieht. Psychodynamische Ursachen sexueller Funktionsstörungen wurden in älteren psychoanalytischen Schriften häufig auf einen ungelösten Ödipuskonflikt zurückgeführt, der als entscheidend für die Erklärung vieler Neurosen, einschließlich Sexueller Funktionsstörungen, angesehen wurde. Eine differenzierte Betrachtung dieser Ängste, wie von verschiedenen analytischen Autor:innen dargestellt, ergibt folgende Unterscheidungen:

- **Triebängste**: Diese Ängste entstehen durch frühkindliche Triebwünsche und deren Betonung in den verschiedenen Phasen der psychosexuellen Entwicklung. Sie können zu Gefühlen des Mangels und der Furcht vor Kontrollverlust führen. Ekel und Scham können die sexuelle Lust beeinträchtigen.
- **Beziehungsängste**: Diese Ängste können alte Erfahrungen von Ausgeliefertsein und Verlassenwerden wieder aufleben lassen, was zu Unsicherheiten im Bereich der Zuwendung führt. Eine übermäßig starke Bindung an ein Elternteil während der Kindheit kann ebenfalls hemmende Auswirkungen haben, da dies dazu neigen kann, frühere inzestuöse Wünsche zu reaktivieren.
- **Gewissensängste**: Diese Ängste resultieren aus der Kollision des sexualfreundlichen Ich-Ideals mit dem überwiegend sexualfeindlichen Über-Ich der Kindheit.

Als Folgen der beschriebenen Symptome tritt häufig eine Delegation an oder Wendung gegen den / die Partner:in ein. Zudem kann die Sexuelle Funktionsstörung Schwierigkeiten in der Nähe-Distanz-Regulation beantworten, etwa bei der Entscheidung über eine Elternschaft und / oder eine berufliche Selbstständigkeit. Somit wird die Funktionsstörung zumeist als Störung beklagt, dient aber gleichzeitig dazu, einer möglicherweise gefürchteten genitalen Sexualität aus dem Weg zu gehen.

Behandlungsperspektiven

Die sorgfältige Erhebung der Sexualanamnese (z. B. mit Hilfe der Strukturierten Sexualanamnese, SSA), bevorzugt unter Einbezug des / der Partner:in, spielt eine entscheidende Rolle bei der Diagnose von Sexualstörungen, welche die Vielfältigkeit sowie die multifunktionale Natur der menschlichen Sexualität angemessen berücksichtigen sollte. Im Rahmen einer multifaktoriellen Betrachtung von Sexuellen Funktionsstörungen können somatische, psychosoziale sowie psychische Ursachen voneinander differenziert werden. Dies sollte auch die gezielte Abklärung möglicher somatischer Ursachen vorab mit einbeziehen.

Traumata oder Missbrauchserfahrungen sowie intrafamiliäre Einflüsse, wie eine restriktive sexuelle Erziehung, können Unsicherheiten und Störungen bedingen. Ein wichtiger Schritt ist die Identifikation von Unkenntnissen, da Sexuelle Funktionsstörungen oft auf mangelndem Verständnis und falschen Vorstellungen beruhen, was zu Leistungsdruck führen kann. Beratung spielt dabei eine entscheidende Rolle, um Aufklärung zu bieten, falsche Vorstellungen zu korrigieren und Ängste abzubauen. Darüber hinaus können tiefgreifendere Ursachen wie Triebängste, Gewissensängste und Beziehungsängste sexuelle Funktionsstörungen beeinflussen. Diese intrapsychischen Konflikte erfordern eine aufdeckend-deutende therapeutische Arbeit, um diese zu analysieren, zu verarbeiten und langfristige positive Veränderungen herbeizuführen.

Die Qualität der Partnerschaft spielt ebenfalls eine entscheidende Rolle, da Nähe-Distanz-Probleme und Machtkonflikte negative Auswirkungen auf die Intimität haben können. Die (Paar-)Therapie bietet einen Raum, um Kommunikationsmuster zu verbessern, eine ausgewogene Beziehungsdynamik zu schaffen und partnerschaftsbezogene Ursachen Sexueller Funktionsstörungen zu adressieren.

Arbeits- und Informationsmaterial

INFO 25 Besonderheiten in der Therapie Sexueller Funktionsstörungen

Das Informationsblatt zeigt die spezifischen Herausforderungen in der Behandlung Sexueller Funktionsstörungen und dient Therapeut:innen als Orientierung zu Beginn und im Verlauf einer Behandlung.

INFO 26 Psychodynamik der Sexuellen Funktionsstörungen

Das vorliegende Informationsblatt dient dazu, Patient:innen einige Informationen über die psychodynamischen Einschätzungen zu Sexuellen Funktionsstörungen anzubieten. Damit dient es auch als Diskussionsgrundlage, um möglicherweise innerhalb der Therapie Irritationen und / oder eine damit verbundene Abwehr zu erkennen.

AB 23 Reflexion: Sexualität, sexuelle Orientierung, Geschlechtervielfalt und Familienformen

Das Arbeitsblatt dient der Selbstreflexion des / der Behandler:in und soll dadurch die eigene Qualität der therapeutischen Arbeit im Blick behalten.

AB 24 Sexualanamnese: Ablauf

Das Arbeitsblatt soll Therapeut:innen einen Fahrplan für die Durchführung einer Sexualanamnese geben. Die Unterpunkte dienen als erste Orientierung, müssen aber weder in der vorgegebenen Reihenfolge noch in ihrer Vollständigkeit erhoben werden.

INFO 25 • T

Besonderheiten in der Therapie Sexueller Funktionsstörungen

Die Herausforderungen in der Behandlung Sexueller Funktionsstörungen sind vielfältig und umfassen sowohl konkrete als auch psychodynamische Aspekte.

- **Umgang mit Intimität und Schamgefühlen von Patient:innen**
  Da sexuelle Funktionsstörungen sehr private und intime Bereiche des Lebens betreffen, ist ein einfühlsamer und sensitiver Umgang seitens der Therapeut:innen erforderlich. Ein Vertrauensverhältnis muss behutsam aufgebaut werden.
- **Umgang mit Intimität und Schamgefühlen von Therapeut:innen**
  Die eigene Auseinandersetzung mit dem Thema Sexualität erfordert nicht nur Kenntnisse über die biopsychosozialen Zusammenhänge, sondern auch die Bereitschaft und Fähigkeit zur Reflexion der eigenen Sexualität. Die eigene Fähigkeit, über diese reflektieren und sprechen zu können, hilft dabei, diese auch im Rahmen der Symptome authentisch zu konfrontieren.
- **Ganzheitlicher Ansatz**
  Es ist wichtig, die physischen, psychischen und sozialen Aspekte der sexuellen Gesundheit zu berücksichtigen. Eine umfassende Diagnostik sollte daher sowohl somatische als auch psychosoziale Faktoren einbeziehen.
- **Einbezug von Partnerschaft**
  Da sexuelle Probleme oft Auswirkungen auf die Partnerschaft haben, ist die Einbindung des Partners oder der Partnerin in die Therapie von großer Bedeutung. Gemeinsame Gespräche und Übungen können die Beziehung stärken.
- **Schwierige Kommunikation**
  Viele sexuelle Funktionsstörungen sind durch Schwierigkeiten innerhalb der Kommunikation über sich, die eigenen Bedürfnisse und Schwierigkeiten innerhalb der Partnerschaft gekennzeichnet. Dieses Muster taucht auch häufig in der Therapie auf und benötigt Mut vom therapeutischen Gegenüber, um erstmalig einen offenen Austausch, trotz Hemmung zu generieren.
- **Leistung in der Übertragung**
  Sexuelle Funktionsstörungen stehen häufig mit einem rigiden Über-Ich und einem deutlichen Leistungsdruck in Verbindung. Die Therapie sollte darauf abzielen, diesen Druck zu reduzieren und realistische Erwartungen zu fördern.
- **Traumata in der Vorgeschichte**
  Patient:innen, die sexuelle Traumata erlebt haben, benötigen ein besonders behutsames Vorgehen. Die Therapie sollte auf Vertrauensbildung ausgerichtet sein, und es ist oft notwendig, traumaspezifische Interventionen einzubeziehen.
- **Berücksichtigung von Kultur und Wertvorstellungen**
  Die sexuellen Wertvorstellungen und kulturellen Hintergründe spielen eine wichtige Rolle. Therapeut:innen sollten sich bewusst sein, wie kulturelle Faktoren die Einstellung zur Sexualität beeinflussen können. Soziokulturelle Normen und gesellschaftliche Erwartungen spielen ebenfalls eine Rolle.

INFO 26 • P

Psychodynamik der Sexuellen Funktionsstörungen

Sexuelle Funktionsstörungen sind weit verbreitet und können das sexuelle Erleben stark beeinträchtigen, was wiederum zu Spannungen und Problemen in Beziehungen führen kann.

- Bei Frauen manifestieren sich sexuelle Funktionsstörungen oft als mangelndes Interesse am Geschlechtsverkehr, Schwierigkeiten beim Erreichen des Orgasmus, Probleme mit der Lubrikation (Feuchtigkeit) und Schmerzen während des Geschlechtsverkehrs.
- Bei Männern stehen vorzeitiger Samenerguss und Leistungsängste im Vordergrund.

Der Begründer der Psychoanalyse, Sigmund Freud, hat einen bedeutenden Beitrag zum Verständnis der menschlichen Sexualität geleistet. In seinen Werken betonte er die Vielfältigkeit der sexuellen Triebe und deren Verbindung zu unbewussten Konflikten. Freud unterschied zwischen neurotischen Konflikten und Triebkonflikten, die sexuelle Funktionsstörungen auslösen können. Früher wurden sexuelle Störungen hauptsächlich auf ungelöste Ödipuskonflikte zurückgeführt. Moderne Ansätze in der Psychodynamik berücksichtigen jedoch auch psychologische und soziale Faktoren, die zu sexuellen Funktionsstörungen beitragen können, wie etwa Beziehungsdynamiken und individuelle Stressoren.

Wichtig

Ängste spielen eine entscheidende Rolle bei sexuellen Funktionsstörungen. Diese Ängste können sich auf verschiedene Weise manifestieren:

- **Triebängste** entstehen aus frühkindlichen Triebwünschen und der Angst vor Kontrollverlust.
- **Beziehungsängste** resultieren aus früheren Bindungserfahrungen und Gewissensängste aus inneren Konflikten zwischen dem Ich-Ideal und dem Über-Ich.

Diese Ängste können das sexuelle Verhalten und die Fähigkeit, Intimität zu genießen, stark beeinträchtigen.

Die Auswirkungen sexueller Funktionsstörungen können zusätzlich Probleme in der Partnerschaftsführung und der emotionalen Nähe-Distanz-Regulation verursachen. Obwohl Sexuelle Funktionsstörungen oft als belastend empfunden werden, können sie auch dazu dienen, vor der möglichen Angst vor Intimität und vor einer gefürchteten genitalen Sexualität zu fliehen.

Meine Eindrücke zu diesen Erläuterungen: Wie stehe ich zu dieser Perspektive? Wo ordne ich meine eigene Symptomatik ein? Wie stehe ich zu diesen Hypothesen?

....

....

....

Reflexion: Sexualität, sexuelle Orientierung, Geschlechtervielfalt und Familienformen

Sexualität und sexuelle Orientierung

Was sind meine persönlichen Werte in Bezug auf Sexualität?

....

....

Wie könnten meine persönlichen Werte meine Haltung gegenüber verschiedenen sexuellen Orientierungen beeinflussen?

....

....

Inwiefern haben meine eigenen Erfahrungen meine Einstellungen zu verschiedenen sexuellen Orientierungen geprägt?

....

....

Bin ich mir bewusst, ob persönliche Vorurteile meine therapeutische Arbeit beeinflussen könnten?

....

....

Geschlechtervielfalt

Wie definiere ich Geschlecht und Geschlechtsidentität?

....

....

Bin ich offen für die Vielfalt von Geschlechtsidentitäten?

....

....

Reflexion: Sexualität, sexuelle Orientierung, Geschlechtervielfalt und Familienformen

Auseinandersetzung mit Stereotypen

Gibt es Stereotypen, die meine Sicht auf Geschlechtsvielfalt beeinflussen könnten?

....

....

Wie gehe ich damit um, meine eigene Prägung zu erkennen und zu überwinden?

....

....

Alternative Familienformen

Wie definiere ich den Begriff »Familie«?

....

....

Bin ich bereit, verschiedene Formen von Familienstrukturen zu akzeptieren?

....

....

Vorurteile und Offenheit

Gibt es Vorurteile oder Vorannahmen über alternative Familienformen, die ich überdenken sollte?

....

....

Wie kann ich sicherstellen, dass meine eigenen Überzeugungen nicht die therapeutische Beziehung beeinträchtigen?

....

....

Sexualanamnese: Ablauf

Phase I: Anfangsphase

- Orientierung über Lebenssituation, Geschlecht, familiäre bzw. partnerschaftliche Situation, Beruf, momentane wirtschaftliche Lage

Spontanangaben von Patient:innen

- Schilderung der Klagen und Symptomatik mit wörtlichen Zitaten.
- Darlegung des Berichts des Beziehungspartners
- Auslöser: Warum jetzt und durch wen oder was veranlasst?
- Gibt es eine Idealvorstellung und Therapiemotivation?

Phase II: Mittlere Phase (Exploration der sexuellen Störung)

- Überblick über den Entstehungszeitpunkt und die Geschichte der Störung
- Häufigkeit, Dauer, Art und Bedingungen der Störung
- Bedeutung der bestehenden Partnerschaft für die sexuelle Störung
- »Sexuelles Setting«: Exploration der letzten Situation, bei der das Problemverhalten auftrat
- Initiative in der Sexualität: Differenzen, Präferenzen / Abneigungen, Kommunikation von Bedürfnissen und Grenzen

Sexuelle Entwicklung in Kindheit und Jugend

- Familiäre Situation, Eltern, Elternvorbild, Beziehung zu Eltern, Atmosphäre im familiären Rahmen (evtl. religiöse Bezüge). Beziehung zu Geschwistern, familiäre Einstellungen zu Sex, Erziehungsstil, Reinlichkeitserziehung.
- Umgang mit Körperlichkeit und Nacktheit, Zärtlichkeit und Sexualität bei Eltern, zwischen Eltern und Kindern, unter Geschwistern
- Sexuelle Aufklärung, sexuelle Kindheitserlebnisse, traumatisierende Erfahrungen

Adoleszenz / junges Erwachsenenalter / Sexuelle Reifung

- Menarche / Ejakularche, sexuelle Orientierung, Selbstbefriedigung. Partnerschaftliche Beziehungen: Erste partnerschaftliche und weitere Beziehungen, Bedeutung und Zufriedenheit von Beziehungen
- (Erste) sexuelle Erfahrungen: Alter und Erleben von Geschlechtsverkehr; sexuelle Schwierigkeiten mit anderen Partnern, einschüchternde / traumatisierende Erfahrungen, Inzest- / Missbrauchserfahrungen, Bedeutung und Verarbeitung

Aktuelles Selbsterleben

- Sexuelles Erleben
- Sexuelle Kommunikation und Kontaktgestaltung
- Sexuelle Funktionsstörungen (nach den Phasen des sexuellen Reaktionszyklus)
- Lustempfinden, Orgasmuserleben, allgemein präferierte sexuelle Praktiken (und ihre Präferenz in der aktuellen Beziehung), spezielle sexuelle Vorlieben und Abneigungen

Sexualanamnese: Ablauf

Beziehungsentwicklung

- Kennenlernsituation; gegenseitige Erwartungen oder Versprechungen; Dominanzstruktur, Rollenverteilung; Auseinandersetzungsformen; Enttäuschungen, Verletzungen; Außenbeziehungen
- Aktuell: Was ist konflikthaft?

Fortpflanzung

- Schwangerschaftsverhütung, Schwangerschaften, Schwangerschaftsabbruch, Anzahl der Kinder

Exploration der Dimensionen von Sexualität

- Was bedeutet für den Patienten bzw. die Patientin?
- Beziehungsdimension: Exploration der Grundbedürfnisse (nach Akzeptanz, Nähe, Geborgenheit) hinsichtlich ihrer Erfüllung in der Beziehung
- Fortpflanzungsdimension: Bedeutung und Stellenwert der Fortpflanzungsfähigkeit
- Lustdimension: Bedeutung und Stellenwert sexueller Lust, Stimulation und Erregung
- Individuelles und paarbezogenes Zusammenspiel dieser drei Dimensionen

Sexualmedizinische Allgemeinanamnese

- Organisch-somatische Erkrankungen, Eingriffe, Medikamenteneinnahme, Substanzmittelmissbrauch bzw. -abhängigkeit
- Alle bisherigen, die sexuelle Störung betreffenden Behandlungsversuche, auch Psychotherapien

Phase III: Abschlussphase

- Zusammenfassung, Arbeitsdiagnose, weiteres Vorgehen, Behandlungsplan, Zielsetzung

III Strukturelle Behandlungsgruppen

9 Strukturorientiertes Arbeiten

Während das psychodynamische Modell von neurotischen Störungen den Fokus auf unbewusste, innerpsychische Konfliktpathologien legt, handelt es sich bei strukturellen Störungen um eine unzureichende Entwicklung jener Fähigkeiten, die benötigt werden, um das innere Gleichgewicht und die Bewältigung von Beziehungssituationen zu regulieren (Rudolf, 2010). Im Rahmen struktureller Störungen zeigt sich demzufolge eine eingeschränkte Verfügbarkeit über psychische Funktionen, die für die Organisation des Selbst und seine Beziehungen zu inneren und äußeren Objekten erforderlich sind. Meistens ist diese Einschränkung als Folge frühkindlicher Beziehungsstörungen zu erkennen.

In der frühen psychoanalytischen Theorie wurden zunächst drei Hauptstrukturen identifiziert (nach Kernberg, 1975):

(1) Neurotische Struktur: Dies ist die am weitesten entwickelte Struktur, bei der die Realitätsprüfung weitgehend intakt ist. Personen mit einer neurotischen Struktur haben die Fähigkeit, innere Konflikte zu erleben und auf angemessene Weise mit Abwehrmechanismen umzugehen.

(2) Borderline-Struktur: Diese Struktur ist durch Instabilität in der Persönlichkeit und den Beziehungen gekennzeichnet. Betroffene können Schwierigkeiten bei der Emotionsregulation haben und erleben häufig zwischenmenschliche Konflikte.

(3) Psychotische Struktur: Menschen mit einer psychotischen Struktur haben oft eine beeinträchtigte Realitätsprüfung und können Halluzinationen oder wahnhafte Vorstellungen haben. Die Persönlichkeit ist dabei fragmentiert und die Abwehrformation unreifer als bei den anderen Strukturen.

Innerhalb der OPD-Diagnostik wird das Strukturniveau mithilfe von vier Dimensionen beschrieben:

(1) Selbst- und Objektwahrnehmung
(2) Selbst- und Objektsteuerung
(3) Affektive Kommunikation
(4) Bindungsfähigkeiten

Die Bewertung erfolgt auf vier Ebenen: gut integriert, mäßig integriert, gering integriert und desintegriert. Je nach Einschätzung des Strukturniveaus wird eine therapeutische Entscheidung hinsichtlich des spezifischen Vorgehens und der benötigten therapeutischen Haltung getroffen. Diese Haltung muss nicht eingenommen und dann immer eingehalten werden, sondern sollte sich flexibel an die psychodynamische Situation anpassen können.

Eine Besonderheit struktureller Beeinträchtigungen zeigt sich in der überwiegenden Nutzung unreifer Abwehrmechanismen. Aufgrund einer gespaltenen Organisation der innerpsychischen Erlebnisperspektive beruhen diese Mechanismen auf einer grundlegenden Trennung von positiven und negativen Gefühlen und Impulsen. Zudem besteht eine erhöhte Empfindsamkeit für zwischenmenschliche Reize aufgrund früher Traumatisierungen. Beispielsweise zeigen Borderline-Patient:innen häufig Schwierigkeiten, negative Gefühle zu ertragen, und tendieren dazu, sie entweder (oft ungefiltert) auszuleben oder auf andere zu projizieren. Die Projektion dieser negativen Gefühle kann zu Missverständnissen in zwischenmenschlichen Beziehungen führen, da der / die Betroffene Teile seines / ihres inneren Erlebens unbewusst dem Gegenüber zuschreibt und, via einer projektiven Identifikation, eine Übernahme der Gefühle und Verhaltensweisen im Gegenüber stattfindet. Somit entsteht eine Wiederholung in der Beziehungsdynamik mit den Betroffenen. Aus diesem Grund muss der / die Therapeut:in besonders auf die eigene Gegenübertragung achten, um potenzielle Verstrickungen frühzeitig zu vermeiden. Dabei kann es hilfreich sein, diese in vier Teilaspekte aufzuteilen (Clarkin et al., 2006):

(1) Die Reaktion des / der Therapeuten:in auf die Übertragung des / der Betroffenen
(2) die Reaktion des / der Therapeuten:in auf die Realität des / der Betroffenen
(3) die eigene Übertragung des Therapeuten auf den / die Betroffene:n
(4) die Realität des / der Therapeuten:in

Unterschiede zum konfliktorientierten Arbeiten

Das strukturorientierte psychodynamische Arbeiten wird unterschieden von dem konfliktorientierten, neurotischen Arbeiten, da es wichtige Anpassungen der therapeutischen Interventionen an das geringe Strukturniveau benötigt. Dies erfordert einen sehr klaren und strukturierteren Behandlungsrahmen, um Patient:innen gut in der Therapie halten zu können und um das Risiko impulsiven Handelns zu begrenzen. Darüber hinaus sind Therapeut:innen in der strukturorientierten psychodynamischen Psychotherapie aktiver und direktiver als in konfliktorientierten psychodynamischen Ansätzen. Die Therapie wird dementsprechend weniger für aufdeckendes, biografisches und fantasierendes Arbeiten genutzt, sondern nimmt das Hier und Jetzt mehr in den Fokus. Die therapeutische Beziehung soll als Modell einer korrigierenden Beziehungserfahrung genutzt werden. Die Zielsetzung für strukturelles Arbeiten zeigt sich demnach auf unterschiedlichen Ebenen:

- Integration des Selbstkonzepts
- Integration der Konzepte von wichtigen Bezugspersonen
- Fähigkeit, Emphathie für sich selbst und andere zu empfinden
- Integration von dissoziierten oder abgespaltenen Affekten
- Förderung der Reflexionsfähigkeit

Die *Control Master Theory der Psychopathologie* von Weiss (1986, 1993) beschreibt weiterführend, dass pathogene Überzeugungen, resultierend aus frühen traumatischen Erfahrungen, eine häufige Grundlage für psychische Störungen bilden. Diese Überzeugungen, sowohl kognitiv als auch affektiv belastet, entwickeln sich während Anpassungsversuchen an die Umwelt. Die Theorie betont, dass diese Überzeugungen nicht nur Realitätsprüfungen standhalten müssen, sondern auch in der Psychotherapie, vor allem in der therapeutischen Beziehung, wirksam sind. Sogenannte Beziehungstests in der Therapie dienen daher als Mittel, um unbewusste Überzeugungen zu erforschen, wobei der / die Patient:in zwischen der Bestätigung der eigenen Biografie und dem Wunsch nach Veränderung hin- und hergerissen ist. Auf diese Aspekte müssten Therapeut:innen im Kontext strukturorientierten Arbeitens besonders achten. In den folgenden störungsspezifischen Kapiteln sollen vielfältige psychodynamische Perspektiven beschrieben werden, die als Ansatzpunkt für ätiologische Überlegungen sowie als Ausgangspunkt für therapeutische Interventionen dienen können. Aufgrund der Fülle des vorhandenen Materials kann dabei kein allumfassender Überblick aufgeführt werden.

9.1 Psychodynamische Einordnung

Im Rahmen der psychodynamischen Ätiologie struktureller Störungen dominieren zwei Entwicklungslinien die Forschungslandschaft, die sich beide als Folge frühkindlicher Bindungstraumatisierungen verstehen. Diese entstehen typischerweise durch anhaltenden physischen und / oder psychischen Missbrauch oder Vernachlässigung in der Kindheit, häufig durch nahe Bezugspersonen. Im Folgenden beschreibt der erste Absatz die Entwicklung struktureller Beeinträchtigungen als Störung der inneren Objektbeziehungen, gefolgt von dieser als Störung der Mentalisierungsfähigkeit.

Strukturelle Beeinträchtigungen als Störung der inneren Objektbeziehungen

Zunächst differenzierte Freud (1915) im Rahmen seiner Objekttheorie die Triebobjekte von den Triebzielen (s. Kap. 1). Melanie Klein entwickelte diese frühe Konzeption weiter und konzentrierte sich dabei auf die intensive Beziehung zum mütterlichen Primärobjekt und die daraus resultierende Bildung von inneren Objekten, die das gesamte Leben beeinflussen. Sie beschrieb die Spaltung zwischen guten und bösen inneren Objekten sowie Abwehrmechanismen, etwa die Projektion und Introjektion. Donald W. Winnicott (1969) betonte in seinen Werken die Bedeutung von Übergangsobjekten, die diese Entwicklung unterstützen. Abschließend schaffte Otto Kernberg eine Verbindung zwischen der Triebtheorie und der Objektpsychologie, indem er betonte, dass der Mensch erst durch die Beziehungen zu anderen Personen eine Menschlichkeit entfaltet. Die zentrale Motivation besteht dabei in der Herstellung von sozialen Kontakten und der Entwicklung von (guten) Beziehungen zwischen dem Selbst und den Objekten. In Kernbergs (2013) Perspektive stehen alle Beziehungen unter dem Einfluss von Affekten. Diese »Affektlinse« ermöglicht es, Kontakte und Repräsentationen der Objekte in der Psyche, auch als Objektrepräsentanzen bezeichnet, abzubilden. Ebenso wird das Selbst unter dem Einfluss von Affekten wahrgenommen. Die dyadischen Gegensätzlichkeiten der Selbst- und Objektrepräsentanzen, die sich unter dem Einfluss von Affekten entwickeln, bilden die Bausteine dessen, was schließlich das Es, das Ich und das Über-Ich ausmacht. Kernberg betont somit die zentrale Rolle von Affekten in der Konstitution menschlicher Beziehungen und der psychischen Struktur. Zudem befasst sich Kernberg mit der Bedeutung internalisierter Interaktionsrepräsentanzen und den damit einhergehenden primären Affekten, welche als mental repräsentierte Modelle von zwischenmenschlichen Interaktionen zu verstehen sind. Die internalisierten Objektbeziehungen beeinflussen die Einstellungen und das Verhalten und werden durch Affekte symbolisiert. Sie sind jedoch keine exakten Abbildungen der Realität, sondern Momentaufnahmen, die im Gedächtnis gespeichert werden. Diese inneren Objektbeziehungen prägen die Persönlichkeit und beeinflussen unbewusste psychodynamische Konflikte. Im Falle strukturschwacher Patient:innen zeigt sich zumeist ein entscheidender Mangel an guten inneren Objektbeziehungen. Auf der Grundlage dieser Hypothese wurde die Übertragungsfokussierte Psychotherapie als manualisierte Methode entwickelt, die innerhalb der psychodynamischen Verfahren ihre Anwendung findet.

Strukturelle Beeinträchtigungen als Störung der Mentalisierungsfähigkeit

Die Qualität der Interaktionserfahrungen mit den primären Bindungspersonen hat zudem Einfluss auf die Entwicklung unserer kognitiven Fähigkeiten, genauer unserer Mentalisierungsfähigkeiten.

> **Wichtig**
>
> Das psychodynamische Verständnis von Mentalisierung beschreibt die Fähigkeit, menschliches Verhalten durch die Zuordnung von mentalen Zuständen wie Bedürfnissen, Wünschen, Gefühlen, Überzeugungen und Gedanken zu verstehen. Diese essenzielle Fähigkeit ermöglicht es, sowohl das eigene Verhalten als auch das anderer in Bezug auf intentionale mentale Zustände zu interpretieren und zu erklären.

Dabei ist zu beachten, dass die Entwicklung der Mentalisierung ein gradueller Prozess ist, der bereits in den frühesten Lebensjahren beginnt. Freuds Auseinandersetzung mit dieser Form der Reflexion zeigt sich im Rahmen der Texte um den Einsichtsbegriff (Einsicht sowohl als Krankheitseinsicht als auch als Ausdruck eines generalisierten Wissens), welche als Grundlage für die heutige Debatte dient. Die Identifikation und Weiterentwicklung dieses Konzepts erfolgte erst mit dem Aufkommen der Ich- und Objektpsychologie. Schon Donald W. Winnicott betonte die Bedeutung einer sicheren Bindung und der Spiegelfunktion der Mutter für die Entwicklung der Mentalisierungsfähigkeit. Es folgte

Wilfred Bion, der eine Theorie des Denkens entwickelte, bei der Traumata und unaufgelöste Konflikte zu sogenannten »Beta-Elementen« führen, die durch die elterliche »Alpha-Funktion« verdaut werden müssen.

Wichtig

Die Affektspiegelung bezieht sich auf die Fähigkeit einer Mutter oder einer anderen Bezugsperson, die emotionalen Zustände und Ausdrucksweisen des Babys oder Kleinkinds wahrzunehmen und angemessen darauf zu reagieren.

Das heutige Konzept der Affektspiegelung von Peter Fonagy spielt eine entscheidende Rolle in der Entwicklung von Mentalisierungsfähigkeit. Diese ermöglicht es Kindern, sekundäre Repräsentationen ihrer inneren Zustände zu bilden und eine bewusste Verbindung zwischen ihren Gedanken und der äußeren Realität herzustellen. Die sekundären Repräsentanzen schaffen damit für den Säugling die Voraussetzung dafür, die eigenen Emotionszustände kontrollieren und über diese nachdenken zu können. Zudem bewirken diese auch eine haltgebende (intrapsychische) Struktur, die dann bei Personen, die eine solche Spiegelung nicht erfahren haben, fehlt. Durch die daraus entstehende Möglichkeit, Dinge vorauszudenken oder zukünftige Gefühle zu erahnen, entsteht weniger Angst und Abwehr. Zudem kann durch die zunächst externe Regulierungsfunktion der betreuenden Person eine spätere Fähigkeit zur Selbstberuhigung entstehen. Die Entwicklung der Mentalisierungsfähigkeit durchläuft dabei mehrere Schlüsselphasen:

- **Teleologischer Modus** (ab 9. Lebensmonat): Die Umwelt muss funktionieren, um eigene psychische Spannungszustände zu mindern. Innere Zustände können nur durch Handlungen oder körperliche Eingriffe beeinflusst werden. Nur real Beobachtbares ist von Bedeutung.
- **Psychischer Äquivalenzmodus** (etwa 1,5–4 Jahre): Gedanke und äußere Wirklichkeit werden nicht unterschieden (Wort = Gedanke = Realität). Innere Zustände wie Gedanken, Wünsche, Ängste werden als real erfahren. Die Anwesenheit einer Bindungsperson ist von essenzieller Bedeutung.
- **Als-ob-Modus** (etwa 1,5–4 Jahre): Die Gedanken, Motive und Ängste sind (wie im Spiel) von der Realität getrennt. Innere Zustände werden extern dargestellt.
- **Reflexiver Modus** (etwa 4–5 Jahre): Der reflexive Modus integriert die vorher nebeneinander existierenden Modi. Er ermöglicht ein Nachdenken über das eigene Selbst und über das vermutete Innenleben anderer Menschen. Unterschiedliche Perspektiven werden anerkannt und falsche Überzeugungen werden bei sich und anderen mit einbezogen.

Auf der Grundlage dieser Konzepte wurde die Mentalisierungsbasierte Psychotherapie, ebenfalls als manualisiertes, strukturorientiertes psychodynamisches Verfahren, entwickelt.

Der therapeutische Prozess

In der strukturorientierten psychodynamischen Psychotherapie ist es von entscheidender Bedeutung, dass die extremen inneren Selbst- und Objektdarstellungen, die diesen Störungen zugrunde liegen, auch in der therapeutischen Beziehung und in der Wahrnehmung des therapeutischen Gegenübers zum Ausdruck kommen. Ein einfühlsames und taktvolles Eingreifen seitens des/der Therapeut:in spielt dabei eine entscheidende Rolle. Es hilft Patient:innen dabei, die abgespaltenen Aspekte des Selbst- und Objekterlebens, die agiert oder projiziert werden, zu erkunden und gegebenenfalls Anpassungen vorzunehmen.

Methode

Vor allem besteht die therapeutische Aufgabe darin, eine alternative Beziehungserfahrung zu vermitteln, um das Gefühl von Bindungssicherheit und -stabilität zu fördern. Um die Beziehungsebene in den Fokus zu rücken, wurden nicht-deutende Techniken entwickelt, die im Rahmen heutiger psychodynamischer Behandlungen von großer Wichtigkeit sind. Einige Beispiele für nicht-deutende Interventionsmöglichkeiten sind folgende:

- **Holding** (nach Donald W. Winnicott) ist ein psychotherapeutisches Konzept, das sich auf die einfühlsame emotionale Unterstützung und Begleitung durch den / die Therapeut:in bezieht. Es umfasst das Schaffen eines sicheren und unterstützenden therapeutischen Raums, in dem der / die Betroffene eine emotionale Erfahrung erkunden und verarbeiten kann.
- **Containing** (nach Wilfred Bion) ist ein ähnliches Konzept wie Holding und bezieht sich auf die Fähigkeit des / der Therapeut:in, die emotionalen und psychischen Belastungen des / der Betroffenen aufzunehmen, zu verstehen und zu verarbeiten. Der / Die Therapeut:in hilft dem Patienten oder der Patientin, seine / ihre emotionalen Zustände zu regulieren und zu bewältigen.
- **Therapeut:in als Hilfs-Ich** bezieht sich auf die Rolle des / der Therapeut:in als eine Art Erweiterung des inneren psychischen Prozesses des / der Betroffenen. Der / Die Therapeut:in unterstützt dabei, schwierige Emotionen und Konflikte zu bewältigen, indem er eine Art »Hilfs-Ich« zur Verfügung stellt, das dem / der Betroffenen bei der Verarbeitung und Regulierung seiner psychischen Zustände hilft.
- **Identitätsstiftung als therapeutische Intervention** werden den Patient:innen angeboten bei aufkommenden Fantasien in den Therapeut:innen. Es kann eine Transformation entstehen, in der über diese Bilder ein spielerischer Entwurf für eine eigene Identität entsteht. Dieser Übergangsraum kann auf der Suche nach einem eigenen Selbst verwendet werden.

Sobald die therapeutische Beziehung mithilfe der nicht-deutenden Interventionen stabil genug ist, kann begonnen werden, im Hier und Jetzt auf der Inhaltsebene zu deuten. Auch im späteren Verlauf sollen biografisch-aufdeckende Deutungen tendenziell vermieden werden. Strukturelle Störungen wurzeln oft in nicht-symbolisierbaren Erfahrungen, was zu Schwierigkeiten führt, die inneren Erlebnisse in Worte oder Symbole zu fassen (s. Kap. 1). Das Ziel innerhalb des strukturierteren Arbeitens ist es, Emotionen bei sich selbst zu identifizieren und zu differenzieren, die Identitätsdiffusion zu reduzieren und die Fähigkeit zur Selbstreflexion und damit zur Bewältigung von Emotionen zu stärken. Dieser therapeutische Prozess erfordert Geduld, Verständnis und eine kontinuierliche Zusammenarbeit zwischen Therapeut:in und Patient:in, um die inneren Konflikte und abgespaltenen Aspekte des Selbst zu bearbeiten und zu integrieren. Bei einem erfolgreichen Behandlungsverlauf kann ein kohärentes Selbst entstehen.

Hilfreiche Anpassungen an den therapeutischen Rahmen bei strukturorientierten Therapien können folgende sein:

- ein hoher Grad an Strukturierung (z. B. Behandlungsvertrag mit Regelungen zum Bereitstellungshonorar)
- eine konsistente und verlässliche Durchführung der Therapie
- eine theoretische Übereinstimmung des Therapieziels bei Therapeut:in und Patient:in
- aktive Förderung der Kooperationsbereitschaft durch Therapeut:innen
- aktive Haltung der Therapeut:innen
- deutliche Fokussierung der Behandlung
- eine Flexibilität und relativ lange Dauer
- eine gute Zusammenarbeit mit anderen Behandelnden

9.2 Schulen des strukturorientierten Arbeitens

Übertragungsfokussierte Psychotherapie (TFP)

Die Übertragungsfokussierte Psychotherapie (TFP) ist eine spezialisierte Form der psychodynamischen strukturorientierten Therapie, insbesondere für Persönlichkeitsstörungen. Die TFP basiert auf der objektpsychologischen Theorie von Kernberg (1976), die die Bedeutung von Objektrepräsentanzen und ihrer Spaltung betont. Die Therapie konzentriert sich darauf, unbewusste Wiederholungen pathologischer Beziehungen aus der Vergangenheit im Hier und Jetzt zu erkennen und zu bearbeiten. Die TFP nutzt dafür verschiedene Zugangswege:

- **Definition der dominierenden Objektbeziehungen**: Identifizierung der vorherrschenden unreifen Teilobjektbeziehungsmuster.
- **Beobachten und Deuten der Rollenwechsel**: Analyse der oszillierenden Selbst- und Objektrepräsentanzen der Patient:innen.
- **Beobachten und Deuten von Verbindungen zwischen sich abwehrenden Objektbeziehungsdyaden**: Identifizierung von Zusammenhängen zwischen den abwehrenden Dyaden.
- **Integrieren abgespaltener Teilobjekte**: Die Integration von dissoziierten positiven und negativen Sichtweisen von sich selbst und anderen erfolgt durch Identifizierung im Hier und Jetzt.

Dafür werden vier Phasen genutzt, die den Patient:innen im interpersonellen Bereich helfen sollen:

(1) Die Kontraktphase dient der detaillierten Festlegung der Therapiebedingungen, um die Beziehung zwischen Therapeut:in und Patient:in zu etablieren und mögliche Herausforderungen anzusprechen.

(2) In der Eingangsphase werden die vorrangigen Problembereiche priorisiert, wobei die Übertragungsdynamik berücksichtigt wird.

(3) Die Mittelphase konzentriert sich auf die vertiefte Analyse dominierender Übertragungsbeziehungen und ermöglicht die Erforschung unbewusster Konflikte und Muster.

(4) Schließlich markiert die Schlussphase den Übergang zu einem neurotischen Arbeiten, innerhalb dessen Therapeut:innen weniger aktiv sind und Patient:innen Raum für Selbstreflexion und Integration der therapeutischen Erkenntnisse haben.

Die allgemeinen Ziele der TFP umfassen die Reduzierung von psychischen Symptomen, die Verbesserung zwischenmenschlicher Beziehungen, die Stärkung des Selbstkonzepts und die Integration von Beziehungskonzepten sowie die Stärkung von Empathie. Die TFP als evidenzbasiertes Verfahren konnte aufzeigen, dass sich die Lebensqualität von Menschen mit Persönlichkeitsstörungen signifikant durch das angepasste psychodynamische Behandlungskonzept verbessern kann. Sie beruht auf einem breiten Spektrum psychodynamischer Theorien und integriert verschiedene Zugangsweisen, um die tief verwurzelten Themen von Patient:innen zu behandeln. Die Wirksamkeit der TFP wurde in verschiedenen Metaanalysen bestätigt (z. B. Clarkin et al., 2007; Leichsenring & Leibing, 2003; Buchheim & Doering, 2007).

Mentalisierungsbasierte Psychotherapie (MBT)

Die Mentalisierungsbasierte Psychotherapie (MBT) ist eine spezialisierte Form der psychodynamischen strukturorientierten Psychotherapie, die sich ebenfalls auf Menschen mit Persönlichkeitsstörungen konzentriert. Im Rahmen der S3-Leitlinien zur Behandlung der Borderline-Persönlichkeitsstörung wird im Bereich der psychodynamischen Therapien die MBT als Empfehlung ausgesprochen. Im Laufe der Zeit hat sich die MBT jedoch weiterentwickelt und wird nun auch bei Patient:innen mit anderen Störungsbildern wie Depression, Essstörungen und Antisozialer Persönlichkeitsstörung angewendet. Diese Therapieform wurde von Peter Fonagy und Anthony W. Bateman entwickelt und basiert auf dem Konzept der Mentalisierung, also der Fähigkeit, Gedanken, Gefühle und Motivationen, sowohl die eigenen als auch der anderen Menschen, zu verstehen und zu interpretieren. Die grundlegenden Ziele der MBT werden beschrieben als:

- **Reduzierung** von Symptomen wie impulsivem Verhalten, emotionaler Instabilität und selbstverletzendem Verhalten
- **Verbesserung** der zwischenmenschlichen Beziehungen, um die Fähigkeit zur Empathie und zur emotionalen Regulation zu fördern
- **Erweiterung** des Verständnisses für die eigenen Gedanken und Gefühle sowie für die Gedanken und Gefühle anderer Menschen

Die Behandlung ist ebenfalls in vier Phasen unterteilt, von denen jede eine spezifische Zielsetzung hat:
(1) In der ersten Phase erfolgt die Diagnostik, in der spezifische Mentalisierungsdefizite ermittelt werden.
(2) In der zweiten Phase findet Psychoedukation statt, um die Patient:innen mit den Grundkonzepten der MBT vertraut zu machen.
(3) In der dritten Phase wird intensiv an der Verbesserung der Mentalisierungsfähigkeit in emotional aufgeladenen Situationen gearbeitet, insbesondere in Beziehungen und während problematischer Verhaltensweisen.
(4) In der vierten Abschiedsphase werden Themen wie Trennung und Abschied mentalisierend besprochen und die Wege zur Bewältigung von Herausforderungen erkundet.

Der / Die Therapeut:in ermutigt aktiv dazu, in konkreten Situationen und Beziehungen, in denen Patient:innen Schwierigkeiten erfahren, anders nachzudenken. Dabei sollen sie ihre Gedanken und Gefühle sorgfältig reflektieren und alternative Perspektiven erkunden. Die therapeutische Beziehung spielt eine entscheidende Rolle in der MBT, da der / die Therapeut:in eine sichere Umgebung schafft, in der Patient:innen ohne Angst vor Verurteilung innere Prozesse frei erkunden können. In den Therapiesitzungen werden konkrete zwischenmenschliche Situationen und Konflikte aufgegriffen, um die Fähigkeit zur Mentalisierung in realen sozialen Kontexten zu fördern. Dabei geht es darum, wie der / die Patient:in selbst in den Sitzungen zu denken und fühlen, um eine bessere gegenseitige Verständigung zu erreichen. Die MBT kann sowohl in Einzel- als auch in Gruppensitzungen durchgeführt werden und erstreckt sich oft über einen längeren Zeitraum, um eine nachhaltige Veränderung und Verbesserung der mentalen Prozesse zu ermöglichen.

Die therapeutische Haltung zeichnet sich durch therapeutische Aktivität, Interesse, Neugierde und Authentizität aus. Eine grundlegende Offenheit gegenüber mentalen Prozessen und die Fähigkeit, diese Prozesse zu reflektieren, sind zentrale Elemente der therapeutischen Haltung. Therapeut:innen sind hochsensibel für die gegenwärtige Mentalisierungsfähigkeit des / der Patient:in und passen ihre Interventionen entsprechend an. Insbesondere bei Missverständnissen ist der / die Therapeut:in dafür verantwortlich, diese anzusprechen und aufzulösen. Wissenschaftliche Studien haben die Wirksamkeit, insbesondere bei der Reduzierung von Borderline-Symptomen und der Verbesserung der zwischenmenschlichen Beziehungen, aufgezeigt. Die Wirksamkeit der MBT wurde in verschiedenen Metaanalysen bestätigt (z. B. Bateman & Fonagy, 2004).

Arbeits- und Informationsmaterial

INFO 27 Besonderheiten in der Therapie von strukturellen Störungen
Das Informationsblatt zeigt spezifische Herausforderungen in der Behandlung mit strukturschwachen Patientengruppen. Neben individuellen Faktoren bestehen einige Merkmale im Erleben und Verhalten, die bei vielen dieser Patient:innen auftreten und ihre Wirkung auf den therapeutischen Prozess entfalten können.

INFO 28 Beispielantrag strukturschwache Patientin
Das Informationsblatt soll dem / der Behandelnden einen beispielhaften Antrag an den / die Begutachtenden zu einer strukturbeeinträchtigten Patientin aufzeigen.

AB 25 Vorlage Behandlungsvertrag
Das Arbeitsblatt liefert einen Vordruck für einen Behandlungsvertrag, der innerhalb einer Therapie Verwendung finden kann. Behandlungsverträge werden im Rahmen psychodynamischer Therapien nicht immer vereinbart. Im Rahmen der Behandlung strukturschwacher Patient:innen ist es aber in jedem Fall indiziert und hilfreich für beide im Prozess beteiligten Personen.

AB 26 Wichtige Menschen früher und heute
Das Arbeitsblatt darf von dem / der Patient:in selbstständig ausgefüllt oder gemeinsam innerhalb einer Therapiesitzung erstellt werden. Aufgrund der häufig auftretenden interpersonellen Schwierigkeiten bei strukturschwachen Patient:innen lohnt es sich, alleine und gemeinsam einen Fokus auf Beziehungen und sich wiederholende Muster zu legen.

AB 27 Hilfreiche Haltungen für Hier-und-Jetzt-Interventionen
Das Arbeitsblatt soll Hinweise zur Haltung für Hier-und-Jetzt-Interventionen im Rahmen strukturorientierter Interventionen geben. Diese Interventionen wirken selbsterklärend und einfach, in der Praxis allerdings ist es enorm schwierig, den Raum derart zu halten und diese Haltungen zu bewahren.

INFO 29 Was ist Mentalisieren?
Das Informationsblatt dient Patient:innen, um einen Einblick in das Mentalisieren zu erhalten. Es ist eine Grundlage für die im weiteren Verlauf der Therapie angewandten Übungen zum Mentalisieren.

AB 28 Übung zum Mentalisieren
Das vorliegende Arbeitsblatt bietet Patient:innen die Möglichkeit, selbst das Mentalisieren zu üben. Das Arbeitsblatt kann zudem in der Therapie gemeinsam bearbeitet werden.

INFO 30 Gegenüberstellung TFP und MBT
Das Informationsblatt stellt die TFP und die MBT gegenüber und zeigt Unterschiedlichkeiten in folgenden Bereichen: theoretische Grundlagen, Interventionen, therapeutische Techniken, Ziele der Therapie.

INFO 31 Regeln einer TFP-Behandlung
Das Informationsblatt listet die Therapieregeln der Übertragungsfokussierten psychodynamischen Psychotherapie für Therapeut:innen auf.

Besonderheiten in der Therapie von strukturellen Störungen

Patient:innen mit strukturellen Beeinträchtigungen weisen selbstverständlich unterschiedliche Themen und Persönlichkeitseigenschaften auf, im Kontext ihrer individuellen Lebensgeschichte. Dennoch bestehen einige Merkmale im Erleben und Verhalten, die bei vielen dieser Patient:innen auftreten und demensprechend ihre Wirkung auf den therapeutischen Prozess entfalten können.

▶ **Instabilität in zwischenmenschlichen Beziehungen**

Patient:innen haben oft Schwierigkeiten in ihren Beziehungen zu anderen. Sie können intensive und wechselnde Bindungen zu anderen erleben, die von Idealisierung zu Entwertung reichen. Diese Instabilität kann sich in extremen Nähe-Distanz-Konflikten manifestieren.

▶ **Emotionale Instabilität**

Patient:innen neigen dazu, starke und schnell wechselnde Emotionen zu erleben. Sie können Schwierigkeiten haben, ihre Emotionen zu regulieren, und sind anfällig für Stimmungsschwankungen, impulsives Verhalten und emotionale Ausbrüche.

▶ **Identitätsprobleme**

Eine mangelnde Identitätsstabilität ist ein häufiges Merkmal bei diesen Patient:innen. Dabei können Schwierigkeiten entstehen, sich selbst und die eigenen Werte und Überzeugungen zu definieren. Daraus folgt häufig eine Unsicherheit über die eigene Identität und eine dadurch resultierende Anpassung an oder Rebellion gegen das Gegenüber.

▶ **Selbstverletzendes Verhalten**

Selbstverletzendes Verhalten wie Selbstverletzung oder Suizidgedanken und -versuche sind bei einigen Patient:innen mit strukturellen Störungen ein Problem. Zudem existieren viele subtilere Arten der Selbstverletzung, beispielsweise im Rahmen von Risikoverhalten im Umgang mit Konsummitteln, Sexualpartner:innen oder im Straßenverkehr. Dies kann eine Möglichkeit sein, mit emotionaler Not umzugehen.

▶ **Leere und innere Leere**

Viele Patient:innen beschreiben ein tiefes Gefühl der Leere oder inneren Leere, das sie zu bewältigen versuchen.

▶ **Schwierigkeiten in der Selbstreflexion**

Patient:innen mit strukturellen Störungen können Schwierigkeiten haben, über ihre eigenen Gedanken und Gefühle nachzudenken oder diese zu verstehen. Dies kann dazu führen, dass sie sich von ihrem eigenen inneren Erleben entfremden.

Besonderheiten in der Therapie von strukturellen Störungen

▶ **Projektion und Agieren**

Patient:innen können im Rahmen unreifer Abwehrmechanismen dazu neigen, ihre eigenen inneren Konflikte und Gefühle auf andere Menschen zu projizieren und/oder impulsiv zu handeln, anstatt über ihre Handlungen nachzudenken.

▶ **Tendenz zur psychischen Dissoziation**

Einige Patient:innen mit strukturellen Störungen erleben Episoden der Dissoziation, bei denen sie sich von der Realität entfremden oder das Gefühl haben, nicht mit sich selbst oder ihrer Umgebung in Kontakt zu stehen.

In der strukturorientierten psychodynamischen Psychotherapie stehen Therapeut:innen deshalb vor besonderen Herausforderungen, insbesondere in Bezug auf die Themen von Suizidalität und Selbstverletzung. Dafür muss eine Balance zwischen Neutralität zur Erkundung dieser Bereiche und der Notwendigkeit, in die Realität einzugreifen, gefunden werden.

Tipp

Hilfreich kann dafür die Gestaltung eines Therapievertrags sein, welcher Richtlinien und Verantwortlichkeiten für Patient:innen und Therapeut:innen enthält, insbesondere im Umgang mit agierendem Verhalten. Dieser Rahmen schafft eine Struktur, die die Therapie vor Irritationen schützen sollen, das Abbruchrisiko verringert und Sicherheit und Stabilität im therapeutischen Prozess gewährleistet. Außerdem bietet dieser auf psychodynamischer Ebene einen Grad an Struktur, der von strukturschwachen Patient:innen nicht aus sich heraus geschaffen und gehalten werden kann und stattdessen als Angebot im Außen besteht. Der Therapievertrag dient als haltgebend für beide Beteiligten, insbesondere um selbstdestruktives Verhalten unter intensiven Affektstürmen zu verhindern.

Die wichtigste Haltung innerhalb der strukturorientierten psychodynamischen Psychotherapie besteht darin, Patient:innen ein beständiges Gefühl von Bindung und Sicherheit zu vermitteln, trotz des intensiv erlebten Agierfeldes innerhalb der gemeinsamen therapeutischen Beziehung.

Beispielantrag strukturschwache Patientin

Aktualanamnese

Die 45-jährige Patientin berichtet seit zehn Jahren über anhaltende depressive Verstimmungen sowie massive (wechselhafte) Schmerzen. Sie beschreibt Schwierigkeiten, ihre Gedanken zu kontrollieren, und fühlt sich oft hilflos sowie grundlos traurig. Antriebslosigkeit beeinträchtigt ihre täglichen Aktivitäten und das Erleben von Freude ist seit Jahren selten. Trotzdem funktioniert sie in Aufgaben, die sie als notwendig erachtet, wie die Erziehung ihrer Tochter (14 Jahre) und Teilnahme an Elternabenden. Die beschriebenen Schlafprobleme, Appetitlosigkeit, Libidoverlust und verstärkten Rückenschmerzen werden mit ihrer negativen Stimmung in Verbindung gebracht. Seit der Kindheit erlebt die Patientin aggressive Impulse, als Erwachsene vor allem in beruflichen Kontexten. Obwohl sie diese meist kontrollieren kann, kam es in mehreren Fällen zu körperlichen Übergriffen, hauptsächlich gegenüber beruflichen Vorgesetzten. In Beziehungen zu Tochter, Familie und Freund:innen zeigt sich ein anderer, weicherer, Umgang mit diesen Impulsen. Trotz ihres Ausstiegs vor elf Jahren aus der linksradikalen Szene macht ihr die Furcht, ihre Wut unkontrolliert freizusetzen, Sorgen.

Biografie

Die Patientin wuchs mit ihrer Schwester bei ihren Eltern im ländlichen Bereich auf. Die Mutter wurde als »unterstützend, streng und gerecht« beschrieben. Die Mutter habe die Schwester bevorzugt behandelt (»Nimm dir ein Beispiel an ihr«). Der Vater sei immer liebevoll und verständnisvoll gewesen (»Du kannst das«). Die Patientin bezeichnet sich als »Papakind«. Im 8. Lebensjahr habe ein Onkel aus der Familie mehrfach versucht, die Patientin zu küssen. Das übergriffige Verhalten wurde in der Familie nicht thematisiert, der Onkel kam weiterhin zu Festivitäten in die Wohnung. Die Patientin selbst absolvierte einen mittleren Schulabschluss und begann eine Ausbildung, die sie nach kurzer Zeit aufgrund von Streitigkeiten mit ihrem Vorgesetzten abbrach. Im Anschluss schloss sie eine Ausbildung als Einzelhändlerin ab und arbeitete einige Jahre als Rezeptionskraft fachfremd. Es habe bisher keine Partnerschaften gegeben, ihre Tochter sei »ein Geschichtchen« gewesen. Die Patientin wohne mit ihrer Tochter bei den Eltern. Zum Kindsvater bestehe kein Kontakt. Die Tochter leide an Adipositas und damit zusammenhängendem Mobbing in der Schule. Vor einem Jahr kam es erneut zu einem aggressiven körperlichen Übergriff der Patientin gegenüber ihrem Vorgesetzten. Die Patientin habe einige Entscheidungen als »nicht gerecht« für die Kund:innen empfunden. Sie habe den Eindruck gehabt, dass ihre Meinung »nicht gehört« wurde. Zudem erlitt sie im gleichen Jahr einen Bandscheibenvorfall. Aufgrund eines »Burn-out mit Rückenleiden« sei sie seither arbeitsunfähig. Eine EU-Rente sei aktuell in der Beantragungsphase.

Psychodynamik

Die Patientin dekompensierte zunehmend aufgrund steigender Anforderungen als alleinerziehende Mutter, Arbeit, finanzielle Sorgen sowie andauernde Konflikte am Arbeitsplatz sowie mit den eigenen Eltern. Das oftmals fehlende Eingehen auf die Bedürfnisse und die Affekte der Patientin sowie die fehlende innerfamiliäre Auseinandersetzung mit aufkommenden Schwierigkeiten führten dazu, dass sich bei der Patientin das Erleben von Affekten und deren Differenzierung und Mitteilung nur defizitär ausbilden konnten und sich darüber hinaus Defizite in der Impulssteuerung ergaben. Die Patientin wuchs in einer »liebevollen« und doch bestimmenden Familie auf. Es gab wenig Spielraum für Diskussion und eigene Meinungen. Zudem erscheint ein familiäres Harmoniebedürfnis als deutlich ausgeprägt. Konflikte, Auseinandersetzungen und Meinungsunterschiede, sowohl zwischen den Eltern, als auch transgenerational oder zwischen der Patientin und ihrer Schwester wurden vermieden. Die Mutter ähnelt der Rolle der Patientin sehr, da auch diese ein starkes »Gerechtigkeitsempfinden« habe und strafende aggressive Durchbrüche stattfanden. Negative Affekte wurden nicht bewusst zugelassen und reguliert, sondern bagatellisiert und verleugnet. Durch diese Störung des affektiven Dialogs mit den primären Bezugspersonen blieben die grundlegenden Bedürfnisse der Patientin nach affektiver Resonanz, spiegelnden Objekten, anregenden und stärkenden Selbstobjekterfahrungen sowie emotionaler Intimität unerfüllt, sodass ein zentraler Teil ihrer Identität, der mit diesen Wünschen in Verbindung stand, abgewehrt werden musste. Schon in ihrer frühen Kindheit nahm die Patientin eine hinterfragende Rolle ein, rebellierte gegen die Ohnmacht unausgesprochener Konflikte und suchte den »offenen Dialog« (z. B. Prügeleien in der Schule). Die Patientin wurde von ihrer Außenwelt meist nicht gehört. Das ihr bekannte Gefühl von Ohnmacht wurde verstärkt, nachdem die Patientin einige Situationen der Ungerechtigkeit gegenüber den Kund:innen im Job vernahm. Zu dem Gefühl, hilflos zu sein, kam ihr schmerzender Rücken verstärkend hinzu. Die aggressiven Impulse nahmen so stark zu, dass die Kontrolle nicht mehr gelang und es zu einem Übergriff gegenüber ihrem Vorgesetzten kam. Die Scham über den Kontrollverlust wurde unbewusst so groß, dass sich der aktive Kontrollmodus in eine passiv-aggressive Unterwerfung geprägt von Affekten ohnmächtiger Wut veränderte. Bei dem Versuch, sich Gehör zu verschaffen, gelangte die Patientin in einen »Teufelskreis«. Sie spürte das Bedürfnis, sich mitzuteilen, aber aufgrund der schlecht entwickelten Affektwahrnehmung, -kontrolle und -differenzierung musste die Patientin zu gewohnten Selbststeuerungsmechanismen greifen (vor allem sozialer Rückzug, verminderte Nahrungsaufnahme). Die Patientin besitzt nur rudimentäre Möglichkeiten zur Emotionsregulation. Sie erlernte keine Mechanismen, um ihr Ohnmachtsgefühl verbal in eine Beziehung einzubringen. Demzufolge agiert sie dieses aus (Streitigkeiten, Aggressionen) im Sinne eines Kommunikationsversuches mit der Außenwelt. Diese Alternativstrategie führt jedoch zu einer massiven Abwertung des Selbst (vorrangig Selbstzweifel und Schuldgefühle) sowie einer Wendung der introjizierten Aggressionen gegen das Selbst sowie die Primärobjekte, die sie so im Stich gelassen haben und den Onkel nicht belangten. Das psychosomatische Leiden (Rückenschmerzen, Unruhe, Schlaflosigkeit) stellt dabei die Symptombildung als Lösungsversuch des Konflikts dar.

Diagnose

Mittelgradige depressive Episode (ICD-10: F32.1) sowie Chronische Schmerzstörung mit somatischen und psychischen Faktoren (ICD-10: F45.41) bei Individuations- vs. Abhängigkeitskonflikt (passiver Modus) bei gering integriertem Strukturniveau. Bevorzugte Abwehrmechanismen sind Wendung gegen das Selbst, Verleugnung, Umkehr ins Gegenteil.

Behandlungsplan

Die Behandlung erfolgt als einstündige, tiefenpsychologisch fundierte Psychotherapie mit dem Fokus auf strukturorientiertem Arbeiten. Insgesamt werden 60 Stunden einer Langzeittherapie beantragt. Vorerst steht der Aufbau einer stabilen, tragfähigen und vertrauenswürdigen therapeutischen Beziehung im Vordergrund. Im weiteren Verlauf sollen Mechanismen zur Affektdifferenzierung und zum Umgang mit Affekten besprochen werden. Das Deuten soll nur im Hier und Jetzt stattfinden, um die Patientin nicht weiter zu destabilisieren. Dabei könnte zum Beispiel auch ein Stuhldialog zur Erarbeitung anderer Perspektiven und zur Übung von Triangulierungsfunktionen eingesetzt werden. Die Zuverlässigkeit und Compliance der Patientin zeigte sich innerhalb der probatorischen Sitzungen als positiv, muss aber weiterhin beobachtet werden. Gegebenenfalls müssen Anpassungen im Setting vorgenommen werden.

Vorlage Behandlungsvertrag

Name Patient:in: ....

Name Therapeut:in: ....

Therapieziele:

(1) Beschreiben Sie kurz Ihre Hauptziele für die Therapie:

....

....

(2) Erklärung der Therapieziele des / der Therapeut:in:

....

....

Verantwortlichkeiten des Patienten / der Patientin:

- Pünktlichkeit: Ich werde zu den vereinbarten Therapiesitzungen pünktlich erscheinen.
- Ehrlichkeit: Ich werde offen und ehrlich über meine Gedanken und Gefühle sprechen.
- Selbstreflexion: Ich werde mich aktiv bemühen, meine eigenen Gedanken und Gefühle zu reflektieren.
- Selbstfürsorge: Ich werde meine Selbstverletzungen und selbstschädigenden Handlungen vermeiden.

Verantwortlichkeiten von Therapeut:innen:

- Pünktlichkeit: Ich werde zu den vereinbarten Therapiesitzungen pünktlich erscheinen.
- Unterstützung: Ich werde Sie in Ihrem Prozess unterstützen und einen sicheren Raum bieten.
- Vertraulichkeit: Ich werde Ihre Informationen vertraulich behandeln, außer in Fällen von Gefahr für Sie oder andere.
- Therapeutische Interventionen: Ich werde geeignete therapeutische Techniken anwenden, um Ihnen zu helfen.

Vorlage Behandlungsvertrag

Regeln und Vereinbarungen:

(1) Notfallkontakt: Bei akuten Notfällen können Sie mich unter folgender Nummer erreichen:

....

(2) Sitzungshäufigkeit: Unsere Sitzungen finden statt [Anzahl der Sitzungen pro Woche / Monat]:

....

(3) Gebühren: Die Kosten pro Sitzung betragen .... Zahlungen erfolgen [wöchentlich / monatlich] am .... [Zahlungsdatum].

(4) Stornierungsrichtlinien: Bitte sagen Sie Termine mindestens .... [Anzahl der Stunden oder Tage] im Voraus ab.

(5) Therapieabbruch: Wenn Sie die Therapie beenden möchten, teilen Sie mir dies bitte mindestens .... [Anzahl der Wochen] im Voraus mit.

Unterschriften:

Ich, ... [*Name Patient:in*], erkläre mich mit den oben genannten Bedingungen und Vereinbarungen einverstanden.

Unterschrift Patient:in: ....

Datum:....................................

Ich, ... [*Name Therapeut:in*], erkläre mich mit den oben genannten Bedingungen und Vereinbarungen einverstanden.

Unterschrift Therapeut:in: ....

Datum: ....

Wichtig

Bitte beachten Sie, dass dieser Vertrag allgemeiner Natur ist und individuell angepasst werden muss. Es ist auch wichtig sicherzustellen, dass beide Parteien den Vertrag verstehen und damit einverstanden sind, bevor sie ihn unterschreiben.

AB 26 • P

Wichtige Menschen früher und heute

Biografisch wichtige Bezugspersonen	**Art der Verbindung (Freundschaft, Schwester etc.)**	**Gefühl zu dieser Person heute**	**Was ich mit dieser Person verbinde (Eigenschaften etc.)**	**Leitsätze, die von dieser Person stammen**
(1)				
(2)				
(3)				
(4)				
(5)				
Aktuell wichtige Bezugspersonen	**Art der Verbindung (Freundschaft, Schwester etc.)**	**Gefühl zu dieser Person heute**	**Was ich mit dieser Person verbinde (Eigenschaften etc.)**	**Leitsätze, die von dieser Person stammen**
(1)				
(2)				
(3)				
(4)				
(5)				

AB 27 • T

Hilfreiche Haltungen für Hier-und-Jetzt-Interventionen

(1) So verständnisvoll wie möglich

- Betonen Sie Empathie und Verständnis für die aktuellen Gefühle und Gedanken des Gegenübers.
- Zeigen Sie Offenheit, ohne zu werten, und schaffen Sie einen Raum für emotionale Ausdrücke.

Notiz:

....

....

(2) Validierung der dahinterstehenden Not und möglicher Bedürfnisse

- Achten Sie darauf, die tieferen Bedürfnisse und die zugrundeliegende Not zu erkennen.
- Validieren Sie die Emotionen und zeigen Sie, dass Sie die Bedürfnisse des Gegenübers ernst nehmen.

Notiz:

....

....

(3) Um Erlaubnis fragen

- Respektieren Sie die Autonomie des Gegenübers, indem Sie vor dem Fortfahren um Erlaubnis bitten.
- Ermöglichen Sie Patient:innen, die Kontrolle über den therapeutischen Prozess zu behalten.

Notiz:

....

....

(4) Sich selbst zurücknehmen und feinfühlig explorieren

- Vermeiden Sie Beschwichtigungen, Erklärungen oder Rechtfertigungen, um den Fokus auf die Bedürfnisse des Gegenübers zu lenken.
- Schaffen Sie einen Raum für eine unvoreingenommene, feinfühlige Exploration der aktuellen Situation.

Notiz:

....

....

Was ist Mentalisieren?

Definition

Mentalisieren ist die Fähigkeit, Gedanken, Gefühle, Absichten und Motive bei sich selbst und anderen zu erkennen, zu verstehen und angemessen darauf zu reagieren. Es ist wie eine Art »Lesen der Gedanken«, die uns helfen kann, die Menschen um uns herum besser zu verstehen und unsere zwischenmenschlichen Beziehungen zu verbessern.

Es folgen einige wichtige Punkte, die Ihnen helfen können, das Konzept des Mentalisierens besser zu verstehen.

- **Erkennen von Gedanken und Gefühlen**
  Mentalisieren beinhaltet das Erkennen und Verstehen Ihrer eigenen Gedanken und Gefühle sowie die der anderen Personen um Sie herum. Es geht darum, sich bewusst zu machen, was in Ihrem eigenen Geist und im Geist anderer vorgeht.

- **Perspektivenübernahme**
  Es beinhaltet die Fähigkeit, sich in die Lage anderer Menschen zu versetzen und zu verstehen, warum sie handeln oder sich fühlen, wie sie es tun. Es geht darum, die Welt durch die Augen anderer zu sehen und sich vorzustellen, wie es für sie ist.

- **Angemessene Reaktion**
  Mentalisieren beinhaltet nicht nur das Verstehen, sondern auch das angemessene Reagieren auf die Gedanken und Gefühle anderer. Es geht darum, einfühlsam und verständnisvoll zu sein und entsprechend zu handeln, um die zwischenmenschlichen Beziehungen zu fördern.

- **Verbesserung der Kommunikation**
  Durch das Mentalisieren können Sie Ihre Kommunikationsfähigkeiten verbessern, da Sie besser in der Lage sind, die Bedürfnisse und Wünsche anderer zu erkennen und darauf einzugehen. Dies kann dazu beitragen, Konflikte zu vermeiden und eine unterstützende Umgebung zu schaffen.

- **Entwicklung von Empathie**
  Mentalisieren ermöglicht es Ihnen, Empathie zu entwickeln, indem Sie sich in die Gefühle anderer einfühlen können. Dies stärkt Ihre zwischenmenschlichen Beziehungen und fördert ein Gefühl der Verbundenheit mit anderen.

Indem Sie Ihre Fähigkeit zum Mentalisieren verbessern, können Sie Ihre zwischenmenschlichen Beziehungen stärken, Konflikte reduzieren und ein tieferes Verständnis für sich selbst und andere entwickeln.

AB 28 • P

Übung zum Mentalisieren

Ziel: Verbesserung der Fähigkeit, Gedanken, Emotionen und Absichten anderer zu verstehen und angemessen darauf zu reagieren.

Reflexion über Gefühle

- Nehmen Sie sich einige Minuten Zeit, um über Ihre aktuellen Gefühle nachzudenken.
- Schreiben Sie Ihre Gedanken zu diesen Gefühlen auf. Was löst sie aus? Wie äußern sie sich körperlich? Wie beeinflussen sie Ihr Verhalten?

....

....

Perspektivenübernahme

- Denken Sie an eine Person in Ihrem Leben, mit der Sie in letzter Zeit interagiert haben.
- Versetzen Sie sich in deren Lage und versuchen Sie zu verstehen, was sie fühlen könnten. Was sind ihre Gedanken, Sorgen oder Bedürfnisse?

....

....

Schriftliche Beschreibung

- Schreiben Sie eine kurze Beschreibung der Situation aus der Perspektive der anderen Person.
- Versuchen Sie, die Gedanken, Emotionen und Absichten dieser Person so genau wie möglich zu erfassen.

....

....

Vergleich und Reflexion

- Vergleichen Sie Ihre Wahrnehmung mit der tatsächlichen Situation oder den Erwartungen der anderen Person.
- Reflektieren Sie, wie gut Sie in der Lage waren, die Perspektive der anderen Person einzunehmen.
- Identifizieren Sie mögliche Missverständnisse oder Bereiche, in denen Sie die Perspektiveinnahme verbessern können.

....

....

Gegenüberstellung TFP und MBT

Aspekt	Übertragungsfokussierte Psychotherapie (TFP)	Mentalisierungsbasierte Psychotherapie (MBT)
Theoretische Grundlagen	▶ basierend auf der objektpsychologischen Theorie von Otto Kernberg ▶ Schwerpunkt auf inneren Objektpräsentanzen	▶ basierend auf der Mentalisierungstheorie von Peter Fonagy und Anthony Bateman ▶ Schwerpunkt auf der Fähigkeit zur Mentalisierung
Interventionen	▶ Konzentration auf Übertragung ▶ Beachtung der negativen Übertragung und der Aggression ▶ kontinuierliche Thematisierung des Rahmens ▶ Arbeiten mit einer höheren Frequenz	▶ beziehungsorientiertes Mentalisieren mit eher kurzen und authentischen Fragen ▶ neugierige Haltung auf dem Boden von Nicht-Wissen ▶ therapeutische Haltung mit Deutungshypothesen und -strategien ▶ Nutzung von Übertragung und Gegenübertragung, wenn Patient:innen mentalisieren können
Therapeutische Techniken	▶ Deutungen nur im Hier und Jetzt ▶ Arbeit an Übertragung und Gegenübertragung	▶ dialogische Herangehensweise ▶ Fokus auf gemeinsames Sprechen über Gedanken und Gefühle
Ziel der Therapie	▶ Reduzierung und Integration von Spaltung ▶ Veränderung maladaptiver Verhaltensweisen	▶ Förderung der Fähigkeit zur Mentalisierung ▶ Reduzierung impulsiven Verhaltens und emotionaler Dysregulation

INFO 31 • T

Regeln einer TFP-Behandlung

Im Folgenden sind die Therapieregeln der Übertragungsfokussierten psychodynamischen Psychotherapie aufgeführt.

- **Hauptthema wählen**

  Jede Sitzung benötigt ein Hauptthema, das nach Prioritäten und unter Berücksichtigung von Notfallsituationen festgelegt wird. Das Thema sollte den dominierenden Affekt und das Übertragungsgeschehen reflektieren.

- **Behandlungsrahmen und Grenzen schützen**

  Gewährleisten Sie die Einhaltung des Behandlungsrahmens und setzen Sie klare Grenzen. Vermeiden Sie sekundären Gewinn für die Patient:innen und begrenzen Sie das Ausagieren von Konflikten.

- **Technische Neutralität bewahren**

  Halten Sie an technischer Neutralität fest, es sei denn, es gibt begründete Ausnahmen. Dies ermöglicht objektive Einschätzungen und fördert den Interpretationsprozess.

- **Gemeinsame Realitätseinschätzungen**

  Starten Sie Interventionen auf der Grundlage gemeinsam geteilter Realitätseinschätzungen. Diese können im Verlauf erweitert werden, einschließlich inkompatibler Sichtweisen von Patient:innen und Therapeut:innen.

- **Übertragungsanalyse**

  Analysieren Sie sowohl positive als auch negative Aspekte der Übertragung. Verhindern Sie einseitige Interpretationen und entwickeln Sie ein ausgewogenes Bild der Übertragungsdynamik.

- **Analyse unreifer Abwehrmechanismen**

  Analysieren und deuten Sie systematisch unreife Abwehrmechanismen und die darin manifestierten Objektrepräsentanzen. Dies stärkt das Ich der Patient:innen, kann jedoch kurzfristig Herausforderungen mit sich bringen.

- **Gegenübertragung beachten**

  Achten Sie auf die Gegenübertragung und integrieren Sie Erkenntnisse in den interpretativen Prozess. Berücksichtigen Sie sowohl konkordante als auch komplementäre Gegenübertragungsaspekte.

10 Die Psychodynamik der Abhängigkeitserkrankungen

Psychodynamische Überlegungen

Die Symptome von Abhängigkeitserkrankungen sind vielschichtig und werden überwiegend definiert als

- intensives Verlangen nach der Substanz oder dem Verhalten,
- eine Unfähigkeit zur Kontrolle des Konsums,
- eine Toleranzentwicklung,
- Entzugserscheinungen,
- Kontrollverlust über das Konsumverhalten sowie
- ein anhaltendes Konsumverhalten trotz gutem Wissen über schädliche Folgen und negative Konsequenzen.

Diese Symptome können je nach der spezifischen Substanz oder dem Verhalten variieren. Die Ursachen von Abhängigkeitserkrankungen sind mehrdimensional und umfassen genetische, biologische, psychologische und soziale Faktoren. Zudem müssen Einflüsse von chronischem Stress, emotionalem Missbrauch und Vernachlässigung in der Kindheit bedacht werden als entscheidende Faktoren der Entwicklung und Aufrechterhaltung.

Die Psychoanalyse hat seit ihren Anfängen das Thema Abhängigkeit untersucht, wobei verschiedene Theorien und Erklärungsansätze im Laufe der Zeit entwickelt wurden. Diese Ansätze reichten von der klassischen Triebtheorie bis zur Ich-Psychologie, Selbstpsychologie und Objektpsychologie. Die triebpsychologische Erklärung von Abhängigkeit konzentriert sich dabei auf das Einsetzen einer tiefen Regression, die in die orale Phase zurückführt. Die Ich-Psychologie betrachtet die Abhängigkeit als einen Schutz gegen unerträgliche intrapsychische Spannung. Das Suchtmittel solle zu einer Ablenkung von dieser führen, um z. B. Schamgefühle zu verdrängen. Im Rahmen der Selbstpsychologie wird die Droge als Ersatzerfüllung von narzisstischen Bedürfnissen verstanden. Dadurch könne eine beeinträchtigte Selbstwertgefühlsregulation kompensiert werden. Zum einen kann dies über eine Regression des Ichs entstehen, da sich im Rahmen einer Zurückgezogenheit in den Konsum Ich-Grenzen auflösen und narzisstische Kränkungen als weniger schwierig erlebt werden. Zum anderen kann ein ähnlicher Effekt über den pseudoprogressiven Weg erreicht werden. Mithilfe von anregenden und berauschenden Suchtmitteln kann die künstliche Selbstüberhöhung dabei in der Mobilisierung eines Größenselbst münden. Das objektpsychologische Erklärungsmodell postuliert eine primäre autodestruktive Tendenz beim süchtigen Patient:innen und die Nutzung des Suchtmittels als (ambivalent besetztes) Beziehungsobjekt.

Wichtig

Der Versuch, primäre Bedürfnisse, etwa emotionale Sättigung, durch den Konsum von Suchtmitteln zu befriedigen, wird als kompensatorisch für einen frühen Mangel an Liebe interpretiert. Diese Sehnsucht nach Liebe, Geborgenheit und Wärme treibt Patient:innen zu bestimmten Formen des Konsums, wodurch tragische Wiederholungen von Mangelerfahrungen entstehen. Dies führt zu einem zentralen Element innerhalb der Suchtdynamik, in der die Einnahme von Suchtstoffen nicht nur eine physische, sondern auch eine psychische Kompensation für einen existenziellen Mangel darstellt.

Drogen, abhängig von ihrer Wirkung, spielen in dieser Dynamik unterschiedliche Rollen: Opiate, Tranquilizer und Beruhigungsmittel wirken anti-aggressiv, während Kokain und Amphetamin mit aggressiver Wirkung anti-regressiv und anti-depressiv sind, oft einhergehend mit einer Reduzierung von aversiven Gefühlen, etwa der Schuld. Die »Initialverstimmung«, eine spezifische Intoleranz gegen Unlust, wird als Ausgangspunkt der Suchtentwicklung betrachtet. Emotionale Spannungszustände werden als unerträglich und traumatisch erlebt, was zu einem Uraffekt mit diffuser, chaotischer, somatischer Angst führt. Das eigentliche Ziel der Sucht ist daher nicht die lustvolle Befriedigung, sondern die Herabsetzung unerträglicher Spannungen im Ich und eine Schwächung des archaischen Über-Ichs. Die fragile Ich-Struktur steht in einem direkten Zusammenhang mit pathologischen, verinnerlichten Objektbeziehungen. Diese beinhalten, im Rahmen einer Wiedergutmachung für frühe Versagungen der Bezugspersonen, eine permanente (orale) Sehnsucht nach einem ständig verfügbaren Objekt, um unmittelbare Bedürfnisse zu befriedigen und das Selbstwertgefühl zu stabilisieren. Die kurzfristige Erleichterung durch das Suchtmittel wird jedoch von schmerzhafter Enttäuschung und einem Gefühl der Vernichtung begleitet, wenn die Realität wieder einsetzt. Der Anfang des Substanzkonsums kann als Selbstmedikation dienen, insbesondere bei eher neurotischen Konflikten, um den inneren Druck, Scham- und Schuldgefühle zu lindern (z. B. im Rahmen von Selbstwertproblemen). In diesem frühen Suchtstadium, das einer eigentlichen Suchterkrankung vorausgeht, dienen die Substanzen hauptsächlich der Selbstmedikation. Chronifiziert sich der Konsum und trifft dieser auf einen emotionalen, biografisch bedingten Mangel, können Omnipotenzfantasien und unreife Sehnsüchte im Rauschzustand manifest werden. Die psychosozialen Folgen dieser oralen Fixierung im Rahmen der Abhängigkeit sind vielfältig und manifestieren sich in einem instabilen Selbstwertgefühl, unreifen Abwehrmechanismen und Schwierigkeiten in der Selbstfürsorge. Die Suchtentwicklung geht zudem mit einem fortschreitenden Regressions- und Zerfallsprozess einher. Vor allem im Rahmen eines Entzugs zeigt sich der ursprüngliche Mangel immer wieder auch szenisch und der Wiederholungszwang reinszeniert die traumatische Erfahrung.

Zusammenfassung

Die psychodynamische Theorie skizziert Abhängigkeitserkrankungen aus verschiedenen Blickwinkeln, wobei die Angst vor emotionaler Leere, Schutzmechanismen gegen innere Spannung und die Kompensation von narzisstischen Bedürfnissen als zentrale Aspekte identifiziert werden.

Behandlungsperspektiven

Die umfassende Behandlung von Abhängigkeitserkrankungen erfordert eine integrierte Herangehensweise, die sowohl genetische, biologische und psychosoziale Faktoren berücksichtigt als auch einzel- und gruppentherapeutische Maßnahmen vorsieht. Wie oben beschrieben betrachtet die psychodynamische Perspektive eine (chronifizierte) Abhängigkeit als Ausdruck biografisch bedingter Mangelerfahrungen. Jede psychische Struktur kann jedoch die Grundlage einer Suchtentwicklung sein und somit steht die Analyse dieser am Anfang der Behandlung. Häufig steht die Therapie einer gelebten Selbstzerstörung gegenüber und die Möglichkeit einer Selbstheilung muss zunächst wieder etabliert werden. Patient:innen sind oft hochmotiviert, eine Abstinenz zu erreichen, und dennoch werden oftmals andere Wege der Selbstzerstörung eröffnet. Zudem besteht, im Sinne Melanie Kleins, eine Schwierigkeit, positive Erfahrungen zu internalisieren.

Im Rahmen der TFP steht bei der Behandlung von Abhängigkeitserkrankungen die mangelhafte Objektbeziehungsdyade im Vordergrund. Die MBT hingegen bezieht sich vor allem auf das Erleben von mangelhaften Spiegelungen und Befriedigung der kindlichen Bedürfnisse, die unreflektiert (scheinbar wahllos) mit Konsum zu regulieren versucht werden. Die therapeutischen Konsequenzen, die sich aus den angenommenen Grundstörungen bei Abhängigkeit ergeben, legen dar, dass eine Veränderung der Objektbeziehung, insbesondere durch die Identifizierung mit dem therapeutischen Gegenüber als ein ausreichend gutes Objekt, das therapeutische Ziel sein sollte. Die therapeutischen Maßnahmen zielen darauf ab, das apersonale Beziehungskonzept, das bei abhängigen Patient:innen häufig vorhanden ist, in ein personales umzuwandeln. Das therapeutische Gegenüber kann dadurch zu einer bedeutenden Person im Leben der Patient:innen werden. Die Therapie soll dazu beitragen, das fehlende gute innere Objekt zu entdecken und im Rahmen der Behandlung ein neues, gutes Objekt zu internalisieren. Die therapeutische Authentizität und Flexibilisierung im Kontakt sind von großer Wichtigkeit, um den Toleranzgrenzen gerecht zu werden. Die Bedeutung der interpersonalen Realität innerhalb der therapeutischen Situation steht im Fokus, da diese die Realitätsprüfung fördert und Ich-stiftende, Ich-erhaltende sowie Ich-stärkende Funktionen anregt. Der Entzug, die Entwöhnung des Suchtmittels, sowie die Konfrontation mit den negativen Folgen der Sucht scheinen wichtige Werkzeuge, um die Circuli Vitiosi zu unterbrechen. Langfristige Erfolge leiten sich aber vor allem aus neuen und guten Beziehungserfahrungen ab.

Wichtig

Im Rahmen sehr schwerer Abhängigkeitserkrankungen kann das Ziel einer psychodynamischen Therapie auch in der Verlängerung des Lebens liegen und weniger in der Heilung selbst.

Arbeits- und Informationsmaterial

INFO 32 Besonderheiten in der Therapie von Abhängigkeitserkrankungen
Das Informationsblatt zeigt eine Auflistung potenzieller Besonderheiten im Rahmen der Therapie mit abhängigen Patient:innen. Aufgrund der erlebten Defizite und der Reinszenierung dieser können sich im Umgang mit abhängigen Patient:innen spezifische Herausforderungen und Übertragungen ergeben.

INFO 33 Psychodynamik der Abhängigkeitserkrankungen
Das Informationsblatt dient dazu, Patient:innen einige Informationen über die psychodynamischen Einschätzungen zu Abhängigkeitserkrankungen anbieten. Damit dient es auch als Diskussionsgrundlage, um möglicherweise auch innerhalb der Therapie Irritationen und / oder eine damit verbundene Abwehr zu erkennen.

AB 29 Konsumprotokoll
Das Arbeitsblatt zeigt ein Konsumprotokoll, um Patient:innen darin zu unterstützen, einen Überblick über das Konsumverhalten zu erzielen.

AB 30 Rückfalldokumentation
Das Arbeitsblatt soll Patient:innen dabei helfen, einen möglichen Rückfall zu reflektieren und analysieren. Dies kann individuell von Patient:innen ausgefüllt oder gemeinsam in der Therapie erarbeitet werden.

AB 31 Konsummittel Assoziationen
Das Arbeitsblatt dient dazu, eigene Assoziationen (Gedanken, Gefühle, Einfälle, Symbole) zu Konsummitteln aufzulisten und gegebenenfalls in der Therapie gemeinsam anzuschauen.

AB 32 Risikoeinschätzung
Das Arbeitsblatt soll Patient:innen dabei helfen, ein eigenes Risikoprofil zu erstellen. Dies kann dabei helfen, potenziell schwierige Situationen besser zu erkennen und einen Umgang damit zu finden.

Besonderheiten in der Therapie von Abhängigkeitserkrankungen

Aufgrund der erlebten Defizite und der Reinszenierung dieser ergeben sich im Umgang mit abhängigen Patient:innen spezifische Herausforderungen. Therapeut:innen müssen sich ihrer eigenen Beurteilungen und Stigmata bewusst sein, ansonsten kann es zu einer negativen Übertragung kommen. Im Folgenden werden einige spezifische Herausforderungen näher erläutert.

▶ **Aggressive Übertragung und deren Konsequenzen**

In der Suchttherapie entspringt die aggressive Übertragung den frühen Enttäuschungen des / der Suchtkranken und kann zu Spaltungstendenzen führen. Therapeut:innen können zum Ziel des vom Suchtkranken mobilisierten Hasses werden, was archaische Aggressionen auslösen kann. Die Reflexion dieser Prozesse ist entscheidend, um vorzeitige Abbrüche der Behandlung zu verhindern.

▶ **Omnipotenz gegenüber Ohnmachtsgefühlen in der Übertragung**

Fantasien von Allmacht und Rettertum bergen das Risiko einer malignen Regression, insbesondere bei strukturierten Therapieplänen. Frustration und Hilflosigkeit seitens des / der Therapeut:in spiegeln narzisstische Übertragungen wider. Ein Bewusstsein für masochistische Triumphdynamiken ist entscheidend, um therapeutische Lähmungen zu vermeiden.

▶ **Regressiv-vereinnahmender Sog und zeitweiliger Identitäts- und Ich-Verlust**

Suchtkranke streben eine intensive Verschmelzung von Objekt- und Selbstrepräsentation an, was in der Übertragung einen regressiven Sog erzeugt. Dies kann zu Gefühlen von Einheit und Verlust der Autonomie führen. Die Auseinandersetzung mit der projektiven Identifikation ist entscheidend, um feste Übertragungshaltungen zu verhindern. Eine bewusste Beachtung von Warnsignalen bei als bedrohlich empfundenen Patient:innen ist erforderlich.

▶ **Idealisierung und Entwertung in der Übertragung**

Die intensive Abwertung seitens der Suchtkranken stellt eine zentrale Übertragung dar. Die Idealisierung / Entwertung des / der Therapeut:in kann von primitiver Verehrung bis zu extremer Herabsetzung variieren. Das Erkennen und Bearbeiten dieser Dynamiken sind entscheidend für eine erfolgreiche Therapie.

▶ **Pädagogisch-erzieherischer und sadistischer Druck auf Patient:innen**

Aggressive Übertragung kann zu rigiden Auslegungen von Hausregeln führen. Die therapeutische Beziehung beeinflusst die Strukturbildung des / der Süchtigen. Kontrollbedürfnisse basieren auf den Ängsten der Therapeut:innen vor dem Suchtmittel. Eine sorgfältige Analyse von Rückfällen liefert wertvolle Einblicke in die Psychodynamik.

▶ **Phänomen der Institution**

Die Dynamik von Übertragung und Gegenübertragung kann zu aggressiven Verstrickungen und Wiedergutmachungsansprüchen führen. Das Konzept der »Totalen Institution« beschreibt eine Klinik als allumfassendes »pseudomütterliches Objekt«. Machtverschiebungen können zu Realitätsverlust und therapeutischer Lähmung führen.

Besonderheiten in der Therapie von Abhängigkeitserkrankungen

- **Dämonisierung der Sucht**

  Die Dämonisierung des / der Suchtkranken spiegelt sich in negativen Gegenübertragungsgefühlen wider. Innere Fremdheitsgefühle des / der Suchtkranken verstärken diese Dämonisierung. Das Unvermögen des / der Suchtkranken, die eigene Identität zu erforschen, bietet Projektionsfläche. Das Erkennen dieser Dynamiken ist entscheidend für eine erfolgreiche Therapie.

- **Moralische Verurteilung**

  Die gesellschaftliche Stigmatisierung von Suchtkranken zeigt sich in abwertenden Begriffen und historischen Therapieansätzen. Die erst späte Anerkennung als Krankheit verstärkt die Sensibilität für moralische Urteile. Selbstverurteilung resultiert aus narzisstischer Abwehr und dem Druck zur Wiederherstellung des Selbstwerts. Therapeutische Reflexion und Hinterfragung dieser Urteile sind essenziell für unterstützende Interventionen.

- **Intensität, Destruktivität und Aggressivität der Affekte**

  Starke Emotionen in der Übertragung können zu chronischen Fixierungen der Gegenübertragung führen, einschließlich narzisstischem Rückzug, Gleichgültigkeit und Verlust von Empathie.

- **Neid in der Übertragung**

  Therapeut:innen können Neid gegenüber Suchtpatient:innen empfinden, die scheinbar keine Grenzen für Genuss und Vergnügen kennen. Dieser Neid kann beispielsweise zu Konflikten innerhalb von Teams führen.

Abschließend scheinen positive Therapieerfahrungen möglich, wenn Therapeut:innen sich von den eigenen potenziell negativen Übertragungen lösen können. Die Therapie stellt hohe Anforderungen, insbesondere daran, dass eine Unabhängigkeit von therapeutischen Erfolgserlebnissen bestehen muss. Die (analytische) Identität der Therapeut:innen wird dabei häufig infrage gestellt. Zusätzlich scheint eine Verharmlosung des Konsums häufig verführerisch, um Konflikte mit Patient:innen zu umgehen.

Wichtig

Es bestehen formale Richtlinien, etwa eine nach zehn Behandlungsstunden nachweislich erreichte Abstinenz, welche die Behandlung von Abhängigkeitsstörungen, die psychodynamische im Besonderen, einschränken können.

INFO 33 • P

Psychodynamik der Abhängigkeitserkrankungen

Die Psychodynamik von Abhängigkeitserkrankungen ist komplex und wird durch verschiedene Faktoren beeinflusst. Die Symptome von Abhängigkeit umfassen

- ein intensives Verlangen nach der Substanz oder dem Verhalten,
- die Unfähigkeit zur Kontrolle des Konsums,
- eine Toleranzentwicklung,
- Entzugserscheinungen und
- ein anhaltendes Konsumverhalten trotz negativer Konsequenzen.

Die Ursachen sind vielschichtig und umfassen genetische, biologische, psychologische und soziale Faktoren sowie traumatische Kindheitserfahrungen wie Vernachlässigung und Missbrauch.

Erklärungsansätze der Psychoanalyse

Die Psychoanalyse hat verschiedene Erklärungsansätze für Abhängigkeit entwickelt. Ein Ansatz betrachtet die Abhängigkeit als Regression in die orale Phase der Entwicklung, während ein anderer Ansatz sie als Schutzmechanismus gegen unerträgliche innere Spannungen betrachtet. Die Selbstpsychologie sieht die Abhängigkeit als Kompensation für narzisstische Bedürfnisse, während die Objektpsychologie sie als Ausdruck einer primären autodestruktiven Tendenz interpretiert.

Die Abhängigkeit kann als Versuch gesehen werden, einen frühen Mangel an Liebe und Geborgenheit zu kompensieren. Drogen und Verhaltensweisen dienen als Ersatz für die Befriedigung grundlegender Bedürfnisse und als Ablenkung von emotionalen Schmerzen und Spannungen. Die Suche nach Erleichterung und Selbstmedikation kann zu einer chronischen Abhängigkeit führen, die mit einem fragilen Selbstwertgefühl, unreifen Abwehrmechanismen und Schwierigkeiten in der Selbstfürsorge einhergeht.

Die psychosozialen Folgen der Abhängigkeit sind vielfältig und zeigen sich in instabilem Selbstwertgefühl, unreifen Abwehrmechanismen und Schwierigkeiten in der Selbstfürsorge. Die Suchtentwicklung geht mit einem fortschreitenden Regressions- und Zerfallsprozess einher, der besonders während eines Entzugs deutlich wird.

Zusammenfassung

Die psychodynamische Theorie betrachtet Abhängigkeit als eine komplexe Interaktion zwischen inneren Spannungen, unbewussten Konflikten und dem Versuch, grundlegende Bedürfnisse zu befriedigen.

AB 29 • P

Konsumprotokoll

Datum	Mahlzeit	Konsummittel	Ort	Mit wem	Gedanken	Gefühle	Eigene Assoziationen
	Morgens						
	Zwischendurch						
	Mittag						
	Zwischendurch						
	Abends						
	Nachts						

Rückfalldokumentation

Auslöser

Wie kam es zu dem Rückfall?

....

....

Was genau habe ich konsumiert?

....

Welcher Gedanke hat mir den Konsum erlaubt?

....

....

Verarbeitung

Was ging mir danach durch den Kopf?

....

....

Wie habe ich mir den Konsum erklärt?

....

....

Wie habe ich mich dabei gefühlt?

....

....

Rückfalldokumentation

Folgen

Was passierte direkt nach dem Konsum?

....

....

Habe ich weiter konsumiert?

....

....

Habe ich darüber gesprochen?

....

Ausstieg

Wie lange hat es gedauert?

....

Was hat mir geholfen, um aufzuhören?

....

....

Wie geht es mir mit dem Aufhören?

....

....

....

AB 31 • P

Konsummittel Assoziationen

Bitte schreiben Sie Ihre Assoziationen zu Ihrem Konsummittel an die Pfeile und stellen gegebenenfalls auch Verbindungen zwischen einzelnen Assoziationen her.

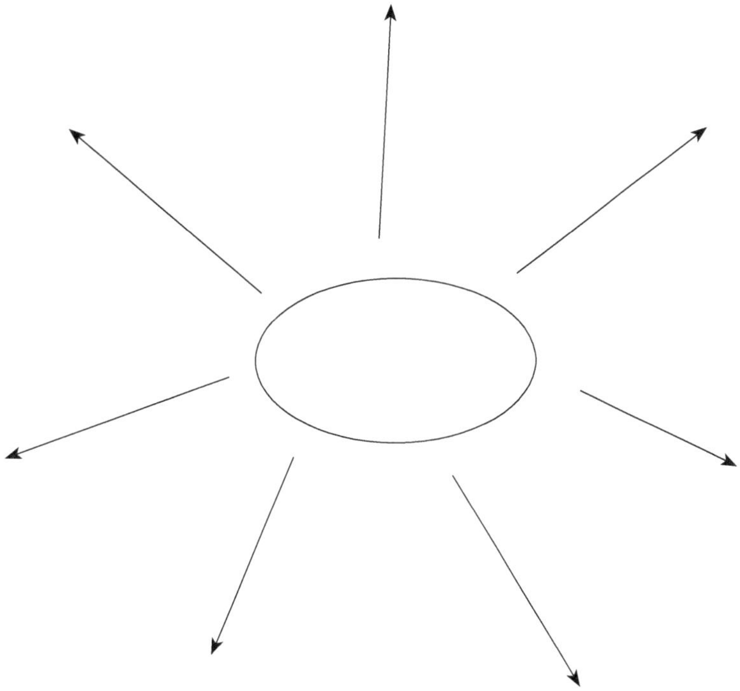

AB 32 • P

Risikoeinschätzung

Im Folgenden sind die Hauptgründe für einen Rückfall aufgeführt. Bitte notieren Sie auf einer Zahl von 1 (gar nicht) bis 10 (sehr stark) Ihre persönliche Risikoeinschätzung für jeden der Punkte. Ergänzen Sie bitte ein persönliches Beispiel für die jeweilige Situation.

.... (1–10) Belastende Gefühle

Beispiel: ....

....

.... (1–10) Konflikte mit anderen Personen

Beispiel: ....

....

.... (1–10) Angebote für Konsum

Beispiel: ....

....

.... (1–10) Idee von kontrolliertem Konsum

Beispiel: ....

....

.... (1–10) Körperliche Schmerzen

Beispiel: ....

....

.... (1–10) Angenehme Gefühle

Beispiel: ....

....

.... (1–10) Sich wohlfühlen in der Gemeinschaft

Beispiel: ....

....

11 Die Psychodynamik der Essstörungen

Im historischen Rückblick auf das psychoanalytische Verständnis von Essstörungen fokussierte Freud (1895) die Anorexia nervosa als traumatisch bedingtes, hysterisches Phänomen. Abraham und Cremerius (1972) verknüpften die Nahrungsverweigerung von Menschen mit Essstörungen mit einer oralen Fixierung und Melancholie. Die Bulimia nervosa wurde ursprünglich ausschließlich als Sonderform der Anorexia nervosa betrachtet, bis in den 1960er-Jahren ihre Eigenständigkeit anerkannt wurde.

Im Rahmen der Ich-Psychologie werden Dilemmata beschrieben, die es dem Ich erschweren, eine Balance zwischen gesellschaftlichen Idealen und persönlichen Bedürfnissen zu finden. Der selbstpsychologische Ansatz weist auf ein biografisch beeinträchtigtes Selbstbild hin, geprägt von Unsicherheit und mangelndem Selbstwertgefühl. Im Unterschied dazu konzentriert sich die Objektpsychologie auf den Beitrag früher Beziehungsmuster und Objektbeziehungen auf die Gestaltung des Essens und des eigenen Körperbildes. Die Identifikation von unbewussten Konflikten und Mustern in Bezug auf Nahrung und Körper soll in der Therapie zum Thema werden. Die Adoleszenz wird als zusätzlich prägende Phase benannt, z. B. mittels der biogenetischen Theorie von Granville S. Hall, welche die sprunghafte körperliche Entwicklung und deren Verbindung zur psychischen Organisation betont. Umwelttheorien, wie die Kulturanthropologie nach Margaret Mead, heben hervor, wie Kultur den Übergang vom Kind zum Erwachsenen beeinflusst, wobei sogenannte »postfigurative« (reduzierter Wandel; Kinder lernen überwiegend von den Älteren) und »kofigurative« (sozialkultureller Wandel; Kinder lernen auch von Gleichaltrigen) Kulturen unterschiedliche Orientierungen bieten. Im Rahmen einer aktiven Identitätssuche während der Adoleszenz treten typische Abwehrmechanismen auf, darunter Sublimierung, Verschiebung, Identifikation, Intellektualisierung und Askese / Kontrolle. Die verschiedenen Stadien, von der Voradoleszenz bis zur Spätadoleszenz, sind von intensiveren (Trieb-)Impulsen, inneren Trennungsprozessen und emotionaler Erschütterung geprägt. Essstörungen werden als Bewältigungsmechanismen in der Adoleszenz betrachtet, um den Ansturm des Realen (dabei z. B. die zunehmende Geschlechtlichkeit, das Erwachsenenleben) zu bewältigen und Spannungen abzubauen. Essstörungen weisen eine komplexe Ätiologie vor, einschließlich genetischer, psychischer und sozialer Faktoren. Im folgenden Abschnitt wird die Konzentration ausschließlich auf der psychodynamischen Einordnung liegen.

11.1 Psychodynamische Überlegungen der Anorexia nervosa

Die Anorexia nervosa ist charakterisiert durch

- zwanghaft restriktives Essen,
- eine Körperschemastörung,
- Negativismus bezüglich jeglicher Form von Lust und
- einer die Symptome und die davon ausgehende Gefahr selbst betreffende Einsichtslosigkeit.

Die Triebtheorie ordnet die Anorexia nervosa als Angst vor dem Erwachsenwerden und der reifen Geschlechtsidentität ein. Ein Wiedererreichen oder Beibehalten eines kindlichen Körperbilds wird als Schutzmechanismus eingesetzt, um Konflikte im Zusammenhang mit erwachender Sexualität und Identitätsreifung (z. B. auch aggressive Auseinandersetzungen mit primären Bezugspersonen) zu vermeiden. Aufgrund der Pubertät kommt es zu als kontrollierbar erlebten triebhaften Impulsen sowie Veränderungen der Körperformen und -funktionen, welche als bedrohlich empfunden werden und ein passives Erleiden und damit verbundene Ohnmachtsgefühle hervorrufen. Dadurch wird, nach triebtheoretischer Haltung, die reife genital-sexuelle Entwicklungsstufe verlassen und es kommt zu einer psychischen und körperlichen Regression. Sexuelle Regungen werden dadurch aus dem Bewusstsein verdrängt und das Denken und Verhalten wird von Inhalten der oralen und analen Entwicklungsstufen dominiert. Um die Ohnmacht zu kontrollieren, entsteht ein (anales) quälendes Über-Ich mit hohen Leistungsanforderungen sowie ein asexuelles Ich-Ideal. Das archaische Über-Ich verurteilt libidinöse Strebungen. Sollten diese doch in den Fokus der Aufmerksamkeit geraten, entstehen intensive Schuld- und Schamgefühle, welche auch im Rahmen der Ich-Psychologie beschrieben werden. Begleitend besteht häufig auch bei den elterlichen Objekten eine triebfeindliche Haltung in Bezug auf Genuss und oftmals auch Intimität, was zusätzlich eine Identifikation mit dem (mütterlichen) Primärobjekt und die Übernahme dieser Vorstellungen offenbart.

Die objekttheoretische Einordnung betont ebenfalls die Bedeutung enger Beziehungen, insbesondere zur Mutter, bei der Entstehung einer Anorexia nervosa. Die Patient:innen zeigen eine fortwährende Anstrengung, äußere Reize fernzuhalten, um Konflikte und emotionale Spannungen zu regulieren. Dies führt zu einem Gefühl der Kontrolle über sowohl innere als auch äußere Einflüsse. Die äußere Begrenzung wird exemplarisch durch die Abwehr von Nahrung gewahrt, während die innere Begrenzung durch die Abwehr gegen das Hungergefühl etabliert wird. Mittels des Abwehrmechanismus der Verschiebung wird der als machtlos empfundene interpersonale Konflikt in der Beziehung zum mütterlichen Primärobjekt auf einen intrapersonalen Kampf mit dem eigenen Körper übertragen. Die Zerstörung des eigenen Körpers, der als Repräsentation der internalisierten allmächtigen Objekte fungiert, dient der Linderung von Gefühlen der Hilflosigkeit und Ausgeliefertheit. Die Abmagerung wird als Ausdruck von Macht und narzisstischer Omnipotenz interpretiert, durch die orale Befriedigung (und somit sämtliche Grundbedürfnisse) unterdrückt werden können. Ein Streben nach Autonomie sowie eine Rache an den elterlichen Objekten wird durch die Nahrungsverweigerung ermöglicht.

Nach den Ansätzen der Selbstpsychologie besteht das Selbst aus verschiedenen Selbstobjekten, die dazu dienen, die Bedürfnisse des Individuums zu erfüllen und ein Gefühl von Kohärenz und Kontinuität zu schaffen. Bei der Anorexia nervosa kann das Schlankheitsideal der Gesellschaft als ein solches Selbstobjekt betrachtet werden. Der Drang, diesem Ideal zu entsprechen, resultiert aus einem Bedürfnis nach Anerkennung, Akzeptanz und einem guten Selbstwertgefühl. Das Streben nach Kontrolle über den eigenen Körper und das Gewicht wird als ein Versuch interpretiert, ein Gefühl von Autonomie und Selbstbestimmung wiederzuerlangen. Zudem stellt die Vermeidung der körperlichen Reifung und der damit verbundenen Unsicherheiten einen Schutzmechanismus dar, um das fragile Selbst zu bewahren und die Angst vor dem Verlust von Kontrolle und Autonomie zu minimieren.

Zusammenfassend werden die Symptome der Anorexia nervosa aus unterschiedlichen Perspektiven beleuchtet, die in Teilen aber auch als sich ergänzend betrachtet werden können.

11.2 Psychodynamische Überlegungen der Bulimia nervosa

Die Bulimia nervosa ist eine Essstörung, die durch ein suchtartig gestörtes Essverhalten charakterisiert ist. Dies umfasst anfallsartigen Konsum großer Mengen kalorienreicher Nahrung, gefolgt von kompensatorischem Verhalten wie Erbrechen, Einsatz von Appetitzüglern, Abführmitteln, Hungerphasen und / oder exzessiver sportlicher Betätigung. Das psychodynamische Verständnis der Bulimia nervosa war zunächst geprägt durch einen triebtheoretischen Ansatz, ähnlich der Anorexia nervosa, da die Bulimia nervosa erst in den 1960er-Jahren als getrennt von dieser beschrieben wurde. Heute werden vor allem im Rahmen von selbst- und objektpsychologischen Ansätzen Identitätskonflikte zwischen idealen und defekten Selbstanteilen hervorgehoben, begleitet von einem Mangel an Selbstwertgefühl und Selbstsicherheit. Der Konflikt zwischen dem idealen und dem defekten Selbst offenbart sich szenisch durch das Essverhalten und das darauffolgende Erbrechen als Mittel zur Spannungsreduktion. Der zugrunde liegende Konflikt zwischen einem perfektionistischen Anspruch und der Angst vor Versagen führt zu angespannten emotionalen Zuständen. Betroffene versuchen, Spannungen durch überfallsartiges Essen zu regulieren und zu minimieren, erleben jedoch gleichzeitig ein Gefühl der Minderwertigkeit und des Ekels.

Der beschriebene Identitätskonflikt wurzelt in Störungen des affektiven Dialogs mit primären Bezugspersonen, dabei häufig zum Beispiel in Konflikten um die Intimschranken, persistierende ödipale Konflikte und traumatische Erfahrungen, etwa sexuellem Missbrauch oder anderen Grenzverletzungen. Familiendynamisch besteht häufig ein Familienklima zwischen körperlicher Exhibition und emotionaler Verschwiegenheit, in denen der Leistungsgedanke vorherrscht und die Gefühle übermäßig kontrolliert werden. Offene Konflikte werden dabei vermieden, und die Unterstützung zur Bewältigung von Problemen fehlt häufig. Die Abwehrstruktur bulimischer Patient:innen umfasst Mechanismen wie Umkehr ins Gegenteil, Identifikation mit dem Aggressor, Verleugnung und Affektblockierung. Diese Abwehrmechanismen können zu einer Beeinträchtigung der introspektiven Wahrnehmung und der Affektregulation führen, was als wesentlicher Risikofaktor für die Entwicklung der Bulimia nervosa betrachtet wird. Die Fantasie des Defekts spielt eine zentrale Rolle, wobei Kummer, Angst und das Verlangen nach Intimität als Zeichen von Schwäche abgelehnt werden. Schamgefühle entstehen, wenn ein Idealzustand nicht erreicht wird. Diese Scham wird auf den Körper verschoben, der als konkretes Abbild der ganzen Person steht. Auslösende Situationen für die Entwicklung einer Bulimia nervosa sind oft Momente des vermuteten Beobachtet- und Beurteilt-Werdens. Die Essanfälle und das Erbrechen dienen entsprechend der Affekt- und Konfliktregulierung, indem sie Handlungssymptome sind, Kontrolle wiederherstellen und eine Auflehnung gegen das Über-Ich darstellen.

Zusammenfassend wird die Bulimia nervosa als Ausdruck von Identitätskonflikten, Selbstwertproblemen und Kontrollverlust gesehen. Der Krankheitsverlauf zeigt einen Circulus Vitiosus auf physiologischer und symptomdynamischer Ebene, wodurch die Essstörung häufig zur Identität und Selbstdefinition werden kann.

11.3 Psychodynamische Überlegungen der Binge-Eating-Störung

Binge Eating, auch als psychogene Essattacken bezeichnet, zeichnet sich durch das wahllose Verschlingen von Getränken und Nahrungsmitteln aus, wobei diese »Gelage« Stunden dauern können. Genuss, Hunger oder Sättigung spielen dabei keine Rolle und die Patient:innen haben große Schwierigkeiten, diese zu kontrollieren. Eine Beendigung erfolgt meist nur aufgrund von Übelkeit oder Bauchschmerzen. Im Gegensatz zur Bulimia nervosa findet jedoch keine »Wiedergutmachung« (z. B. in Form von Erbrechen) statt, was zu starkem Übergewicht führen kann.

Im Rahmen einer triebpsychologischen Auffassung dienen Essen und Inaktivität als Vermeidung von Beziehungskonflikten und bieten eine Flucht in eine orale, regressive Welt. Die Angst vor emotionalem Verhungern und dem Gefühl des Nicht-Spürens sowie dem Fallengelassen-Werden werden auf den Körper projiziert. Das Bedürfnis nach Nähe und Versorgung erscheint kompensatorisch als Hunger auf Nahrung, welches als ein kontrollierbares und stets verfügbares Objekt verstanden wird. Sämtliche aggressive Strebungen, z. B. auf die meist abwesenden Primärobjekte, werden gegen das eigene Selbst gerichtet. Ein zentrales Merkmal ist zudem die Regulation dysphorischer Affektzustände durch die Nahrungsversorgung. Konflikte zwischen passiv-rezeptiven Versorgungs- und Verschmelzungswünschen sowie Ängsten vor Enttäuschung und Zurückweisung sind häufig. Spezifische selbst- und objektpsychologische Ansätze wurden bei dieser bisher noch zu wenig erforschten Essstörung nicht beschrieben.

Zusammenfassend wird die Binge-Eating-Störung als Versuch interpretiert, ein Gefühl von Sicherheit und Fülle herzustellen, welches in frühen Objektbeziehungen nicht erzeugt werden konnte.

11.4 Behandlungsperspektiven

Ein psychodynamischer Ansatz zur Behandlung von Essstörungen zielt darauf ab, die tief verwurzelte Konfliktdynamik zu verstehen und zwischenmenschliche Beziehungen zu fördern. In der Therapie erfolgt nicht nur die Analyse und spätere Veränderung des Essverhaltens, sondern auch eine intensive Selbstbeobachtung, um ein besseres Verständnis für das Essverhalten zu entwickeln, um dieses anders regulieren zu können. Dabei spielen Übungen zur Körperwahrnehmung, beispielsweise aus dem Focusing, eine bedeutende Rolle, um das individuelle Körperschema zu verändern. Zusätzlich werden in der Therapie psychische Konflikte, familiäre Dynamiken, Beziehungen zu wichtigen Bezugspersonen sowie der Umgang mit Sexualität und die Entdeckung eigener Gefühle wie Wut, Hass, Lust und Liebe eingehend betrachtet. Die Entwicklung einer Identität der Wunschlosigkeit wird als ein drastischer Versuch angesehen, sich vor Unzuverlässigkeiten der Objekte zu schützen. Dadurch wird eine Identität entwickelt, die eine Stärke durch die Verneinung von Bedürfnissen und Wünschen ausdrückt. Die Überwindung dieser narzisstischen Eingeschlossenheit erfordert daher einen spezifischen therapeutischen Ansatz, welcher sich in vier Phasen unterteilt (Reich, 2001):

(1) **Aufbau von Arbeitsbündnis und therapeutischer Beziehung**: Diese Startphase fokussiert auf den Aufbau einer starken therapeutischen Allianz. Betont wird, dass seelische Probleme im Mittelpunkt stehen, nicht nur die gewünschten Symptomveränderungen. Verleugnung wird behutsam bearbeitet, die Dynamik der Essstörung detailliert erläutert, inklusive der schädlichen physischen, psychischen und sozialen Konsequenzen. Durch gemeinsame Arbeit an aktuellen affektiven und konflikthaften Aspekten erfolgt ein erster Schritt in Richtung Bewusstwerdung.

(2) **Gestaltung des Essverhaltens**: Diese Phase fokussiert auf die praktische Strukturierung des Essverhaltens. Es werden Mahlzeitenstrukturen festgelegt, Informationen über Gewichtsschwankungen, den Einsatz von Laxanzien und ähnlichen Medikamenten vermittelt. Eine schrittweise Vereinbarung von Mindestgewicht und Festsetzung von Gewichtssteigerungszielen erfolgen mit klaren Kontrollmechanismen. Ziel ist die physische Stabilisierung und die Etablierung eines gesunden Essverhaltens. Die Gefahr, in einen Machtkampf mit den Betroffenen zu geraten, vor allem auch hinsichtlich des störungsimmanenten Kontrollaspekts, ist in dieser Phase hoch.

(3) **Bearbeitung relevanter psychodynamischer Faktoren**: Diese Phase betont die intensive Bearbeitung psychodynamischer Faktoren. Klarifizierung und Förderung des affektiven Erlebens gehen einher mit der Bearbeitung zentraler Abwehrmuster entsprechend dem Strukturniveau. Der Fokus liegt auf der Verbindung von Affekten zu verschiedenen Dimensionen wie Beziehungserfahrung, Essverhalten und Körperwahrnehmung. Techniken werden angewendet, um Affekte zu intensivieren, ihre Auslöser zu erkennen und ihre Verbindung zu tiefgreifenden Ängsten und Konflikten herzustellen.

(4) **Abschluss**: Bündelung der bearbeiteten Konfliktlinien und strukturellen Probleme: In dieser Schlussphase stehen die bearbeiteten psychodynamischen Konfliktlinien und strukturellen Probleme im Fokus, zentriert auf die Symptomatik. Eine umfassende Bilanz des therapeutischen Prozesses erfolgt, ebenso die Antizipation möglicher Konfliktkonstellationen in der Zukunft. Die Auseinandersetzung mit dem perfektionistischen Ich-Ideal und die Entwicklung neuer Autonomie stehen im Mittelpunkt. Der Abschied markiert den Übergang zu einem eigenständigeren und gesünderen Selbstgefühl.

Es besteht die Möglichkeit neue Perspektiven zu eröffnen und somit ein neues Gefühl zum Essen zu erlangen. Dabei sollte der symbolische Charakter der individuellen Symptome und das damit verbundene szenische und biografische Verständnis betrachtet werden. Dies erfordert eine hohe Compliance seitens der Patient:innen und ein geduldiges Zuarbeiten seitens des therapeutischen Gegenübers.

Informations- und Arbeitsmaterial

INFO 34 Besonderheiten in der Therapie von Essstörungen

Das Informationsblatt soll Besonderheiten im therapeutischen Kontakt mit Patient:innen mit Essstörung aufzeigen. Es kann innerhalb der Erstkontakte helfen, aber auch den Umgang mit schwierigen therapeutischen Situationen verbessern.

INFO 35 Psychodynamik der Essstörungen

Das Informationsblatt dient dazu, Patient:innen einige Informationen über die psychodynamische Einschätzung zu Essstörungen anzubieten. Damit dient es auch als Diskussionsgrundlage, um möglicherweise innerhalb der Therapie Irritationen und / oder eine damit verbundene Abwehr zu erkennen.

AB 33 Die Geschichte meiner Symptome

Das Arbeitsblatt soll die Aufarbeitung der eigenen Biografie in Verbindung mit dem Symptom der Essstörung anregen. Das Arbeitsblatt kann innerhalb der Therapie gemeinsam besprochen werden.

AB 34 Reflexionen über meine Essstörung

Das vorliegende Arbeitsblatt soll Patient:innen dazu motivieren, eigene Assoziationen und kreative Zusammenhänge zum Thema Essstörung herzustellen. Das Arbeitsblatt kann auch innerhalb der Therapie gemeinsam besprochen werden.

INFO 34 • T

Besonderheiten in der Therapie von Essstörungen

Patient:innen mit Essstörung zeigen sich als sehr unterschiedlich, im Kontext ihrer eigenen Lebensgeschichte und der Ausbildung eines spezifischen, damit zusammenhängenden Symptoms. Dennoch gibt es einige Merkmale, die gehäuft auftreten:

- **Störung der Hunger-Sättigungsregulation und Körperwahrnehmung**
  Patient:innen mit Anorexia nervosa weisen eine beeinträchtigte Wahrnehmung von Hunger und Sättigung auf. Diese gestörte Regulierung führt dazu, dass sie ihre körperlichen Bedürfnisse nicht angemessen erkennen, was wiederum zu veränderten Essgewohnheiten führt. Zusätzlich ist ihre Körperwahrnehmung verzerrt, was zu einem ungesunden Essverhalten beiträgt.
- **Verhaltensprobleme und Beeinträchtigung der Selbstkompetenz**
  Das Verhalten von Betroffenen ist von massiven Problemen geprägt, die ihre Selbstkompetenz, einschließlich ihres Selbstbilds und ihrer Selbstwahrnehmung, erheblich beeinträchtigen. Diese Schwierigkeiten tragen zur Aufrechterhaltung der Essstörung bei.
- **Affektive Merkmale**
  Anorexiepatient:innen neigen zur Verleugnung ihrer Krankheit, während Bulimiepatient:innen starke Schamgefühle erleben. Zusätzlich sind Ängstlichkeit, Zwanghaftigkeit und ein starkes Bedürfnis nach Kontrolle charakteristische psychische Merkmale dieser Erkrankungen. Betroffene zeigen oft ein unflexibles Verhalten.
- **Angst vor Entwicklungsschritten und Autonomieverlust**
  Patient:innen mit Essstörungen empfinden Angst vor notwendigen Entwicklungsschritten in ihrem Leben. Ihr Wunsch nach Autonomie kann durch die Krankheit beeinträchtigt sein.
- **Eingeschränkte Introspektion**
  Die Fähigkeit zur Selbstreflexion und Introspektion scheint bei Betroffenen eingeschränkt zu sein. Sie haben Schwierigkeiten mit freier Assoziation und erleben emotionale Prozesse möglicherweise weniger bewusst.
- **Fehlende Krankheitseinsicht**
  Betroffene haben scheinbar eine geringe Einsicht in die Schwere ihrer eigenen Erkrankung. Sie können die schwerwiegenden Konsequenzen ihrer Anorexie möglicherweise nicht angemessen erkennen.
- **Konfliktvermeidung und Harmoniebedürfnis**
  Patient:innen mit Essstörungen zeigen eine Neigung zur Vermeidung von Konflikten und hegen ein starkes Bedürfnis nach Harmonie. Dieses Verhalten kann sich auch im familiären Kontext manifestieren.

Wichtig

Abschließend gilt es bei dieser Patientengruppe die eigenen Gegenübertragungsphänomene gut zu erkennen, um diese, vor allem auch in therapeutisch schwierigen Situationen (z. B. keine Compliance seitens der Patient:innen), nicht auszuagieren.

Psychodynamik der Essstörungen

Die Psychodynamik der Essstörungen umfasst verschiedene theoretische Ansätze, die die Entstehung und Aufrechterhaltung dieser Störungen erklären. Historisch betrachtet wurden Essstörungen wie Anorexia nervosa und Bulimia nervosa als Ausdruck tiefer psychischer Konflikte interpretiert, die sich in einem gestörten Essverhalten manifestieren.

Anorexia nervosa

Die Anorexia nervosa wird oft als Versuch interpretiert, Konflikte im Zusammenhang mit erwachender Sexualität und Identitätsreifung zu vermeiden. Betroffene versuchen, ein kindliches Körperbild aufrechtzuerhalten, um mit den Veränderungen des Erwachsenwerdens nicht konfrontiert zu werden. Der Konflikt zwischen der Angst vor Kontrollverlust und Autonomie sowie dem Drang nach Selbstbestätigung und Anerkennung spiegelt sich im Essverhalten wider.

Bulimia nervosa

Bei der Bulimia nervosa spielen Identitätskonflikte und ein Mangel an Selbstwertgefühl eine zentrale Rolle. Betroffene erleben einen ständigen Kampf zwischen einem perfektionistischen Anspruch und der Angst vor Versagen, was zu angespannten emotionalen Zuständen führt. Das Essen und anschließende Erbrechen dient oft als Mittel zur Spannungsreduktion und Kontrolle.

Binge-Eating-Störung

Die Binge-Eating-Störung wird als Versuch interpretiert, ein Gefühl von Sicherheit und Fülle herzustellen, das in frühen Objektbeziehungen nicht erzeugt werden konnte. Essen wird als Flucht in eine regressive Welt betrachtet, die vor Beziehungskonflikten schützen soll.

Wichtig

Insgesamt zeigen Essstörungen eine komplexe Ätiologie, die genetische, psychologische und soziale Faktoren umfasst. Die psychodynamische Perspektive beleuchtet die tieferen Konflikte und Mechanismen, die zum beeinträchtigten Essverhalten führen, und betont die Bedeutung früher Beziehungsmuster und Objektbeziehungen.

AB 33 • P

Die Geschichte meiner Symptome

Im Folgenden finden Sie einige Reflexionsfragen zur Geschichte Ihrer Symptomatik. Bitte denken Sie über diese Fragen nach und notieren jeweils ein paar Stichworte zu.

Wie gestaltete sich meine frühkindliche Situation und meine wichtigen frühen Beziehungen?

....

....

Welche Grundthemen und Leitsätze sind daraus entstanden?

....

....

Welche Auslöser gab es für meine aktuelle Symptomatik?

....

....

Gibt es einen Zusammenhang zwischen der frühkindlichen Situation und meiner heutigen Symptomatik?

....

....

Gibt es ein Thema, welches mir die Symptomatik mir bewusst machen will?

....

....

Welche Themen wünsche ich mir für die Behandlung?

....

....

Reflexionen über meine Essstörung

Dieses Arbeitsblatt soll Ihnen helfen, über Essstörungen nachzudenken, Ihre eigenen Gefühle und Gedanken zu reflektieren und mögliche Schritte zur Unterstützung zu identifizieren.

Persönliche Erfahrungen: Notieren Sie Ihre eigenen Erfahrungen mit Essstörungen. Wie würden Sie die Symptomatik selbst beschreiben? Wie beschreiben andere Ihre Symptomatik?

....

....

....

Verständnis von Essstörungen: Was verstehen Sie unter dem Begriff »Essstörungen«? Beschreiben Sie kurz, was Essstörungen für Sie bedeuten, z. B. ob Sie aus Ihrer Sicht einen Sinn erfüllen.

....

....

....

Einflussfaktoren: Überlegen Sie, welche Faktoren in Ihrem Leben zu der Essstörung führten. Denken Sie über persönliche, familiäre, soziale und kulturelle Einflüsse nach.

....

....

....

Symptome und Auswirkungen: Reflektieren Sie über die Symptome und Auswirkungen Ihrer Essstörung. Welche körperlichen, psychischen und sozialen Folgen könnte diese haben?

....

....

....

Reflexionen über meine Essstörung

Eigene Emotionen und Gedanken: Beschreiben Sie Ihre eigenen Gefühle und Gedanken zu der Essstörung. Fühlen Sie sich besorgt, traurig, wütend oder vielleicht unsicher?

....

....

Umgang mit Essstörungen: Wie gehen Sie persönlich mit dem Symptom der Essstörungen um? Haben Sie bereits Hilfe gesucht?

....

....

Unterstützung und Hilfe: Denken Sie über Möglichkeiten nach, wie Sie sich selbst Unterstützung bei der Bewältigung der Essstörung bieten können.

....

....

Ziele und Hoffnungen: Formulieren Sie mögliche Ziele und Hoffnungen im Umgang mit der Essstörung. Was möchten Sie erreichen oder welche Veränderungen wünschen Sie sich?

....

....

Selbstfürsorge: Betonen Sie die Bedeutung von Selbstfürsorge im Zusammenhang mit Essstörungen. Wie können Sie gut für sich selbst sorgen, während Sie mit dieser Herausforderung konfrontiert sind?

....

....

Weiteres Vorgehen: Überlegen Sie, welche nächsten Schritte Sie unternehmen können, um sich weiter mit dem Thema Essstörungen auseinanderzusetzen oder um Hilfe zu suchen.

....

....

12 Die Psychodynamik der Schizophrenie

Psychodynamische Überlegungen

Die Schizophrenie ist durch Symptome wie Wahnvorstellungen, Halluzinationen, gestörte Gedanken, eingeschränktes emotionales Ausdrucksvermögen und sozialen Rückzug gekennzeichnet. Auch hier besteht die Annahme einer multikausalen Ätiologie, welche eine genetische Vulnerabilität, Entwicklungsprobleme sowie eine Störung der frühen Interaktion diskutiert. Freuds historischer Überblick zur psychodynamischen Psychosen-Therapie hebt sein beeindruckendes Bestreben hervor, die komplexe Welt der Psychotiker:innen zu verstehen, eine Aufgabe, die in seiner Zeit von der Psychiatrie als nahezu unmöglich betrachtet wurde. Im Gegensatz zu Neurosen, bei denen die Realität verdrängt, aber nicht verleugnet wird, identifizierte Freud Psychosen als Zustände, in denen die Realität aktiv verleugnet und durch Ersatzvorstellungen ersetzt wird. Diese Einsicht führte zur berühmten Formulierung: »Die Neurose verleugnet die Realität nicht, sie will nur nichts von ihr wissen; die Psychose verleugnet sie und sucht sie zu ersetzen« (Freud 1924e, S. 365). Freud legte frühzeitig den Fokus auf den Mechanismus der Fragmentierung als Schutzmechanismus gegen zu starke emotionale Eindrücke. Die Struktur der Psychose beschrieb er als konkretistische Beziehung zu Dingen, was auf einen Restitutionsversuch durch Entfernen der affektiven Besetzung hinweist. Bei der Analyse paranoischer Phänomene, etwa dem Stimmenhören, erkannte Freud die Projektion von verdrängten Vorwürfen gegen Personen, die als Auslöser unerträglicher Ereignisse fungierten. Trotz Freuds Skepsis gegenüber der Übertragung bei Psychotiker:innen erkannte er Aussicht auf Erfolg bei abgewandelten Behandlungsverfahren. Seine Beiträge legten den Grundstein für die Weiterentwicklung psychodynamische Ansätze in der Therapie von Psychosen und trugen dazu bei, die tiefgreifenden Mechanismen hinter dem psychotischen Erleben zu verstehen.

Wichtig

Die frühen Beziehungen bei schizophrenen Menschen sind von zentraler Bedeutung für das Verständnis der Schizophrenie aus objektpsychologischer Perspektive. In der nicht-psychotischen Entwicklung bildet sich das Selbst aus internalisierten Objektbeziehungen. Neurotische Entwicklungen entstehen aus Triebabwehrkonflikten, die zum Symptom führen können, während psychotische Entwicklungen darauf zurückzuführen sind, dass bestimmte Versagungen nicht ertragen werden können und kein stabiles inneres Objekt zur Verfügung steht.

Grundlegend wird bei der Schizophrenie ein Konflikt zwischen Autismus (eher als ein Konflikt der individuellen Entfaltung zu betrachten) und dem Streben nach Fusion beschrieben (nach Mentzos, 2017). Eine erfolgreiche Selbst- / Objektdifferenzierung, ermöglicht durch angemessene elterliche Versorgung, führt dazu, dass die Sehnsucht nach Verschmelzung im Laufe der Zeit nachlässt. Die Schizophrenie wird als frühe Störung der Selbst-Objekt-Differenzierung betrachtet. Fusionäre Aspekte, die auf mangelnde elterliche Vermittlungsfunktionen zurückzuführen sind, prägen die Erfahrung der schizophrenen Patient:innen.

Auch die Selbstpsychologie bezieht sich überwiegend auf die fehlende Rolle der Mutter als Hilfs-Ich und damit einhergehenden Containing- und Spiegelfunktionen. Das Scheitern dieser Funktion kann zu einer Fragmentierung des Selbst verstanden werden (Kohut, 1979). Der Vater spielt dabei zumeist eine problematische Rolle, da dieser häufig abwesend ist und nicht als Triangulierungsobjekt zur Verfügung steht. Das Fehlen dieser Vermittlerfunktion kann dazu führen, dass das Kind in der »narzisstischen Galaxie« mit der Mutter alleingelassen wird, was zu einer als bedrohlich erlebten Dyade führen kann. Der / Die schizophrene Patient:in erlebt zwei Hauptängste:

(1) die Angst vor dem feindlichen und omnipotenten Objekt
(2) die Angst, von der ursprünglichen Galaxie verschlungen zu werden

Jeder Schritt zur Selbst-Objekt-Differenzierung kann Todesangst in den Patient:innen provozieren. Das psychotische Ich versucht durch Spaltung, Verleugnung und Ausstoßung, unterstützt durch paranoide Symptome, die Fusion mit dem Objekt abzuwehren.

Behandlungsperspektiven

Die ätiologische Betrachtung psychotischer Störungen aus psychodynamischer Sicht bezieht sich auf verschiedene Aspekte. Frühere Ansätze wie die »Schizophrenogene«-Mutter-These wurden überholt. Die Ich-Psychologie hebt die Rolle des Ichs als regulierende Instanz hervor, und Defizite können zu schwerwiegenden Beeinträchtigungen führen. Die Selbstpsychologie befasst sich mit der Fragmentierung des Selbst, während die Objektpsychologie Repräsentanzen des Selbst und des Objekts untersucht.

Im Kontext der Therapie von Psychotiker:innen ist es entscheidend, den Konflikt zwischen Autismus und Fusion zu bewältigen, indem eine Beziehung hergestellt wird, die Patient:innen mittels projektiver Identifizierung selbst kontrollieren können. Die Fähigkeit zur therapeutischen Ich-Spaltung ist dabei von großer Bedeutung, um das Oszillieren zwischen Erleben und Verstehen zu ermöglichen. Die Modifikation der Behandlungstechnik erfordert das Erkennen der Gegenübertragung und die eigene Befreiung von überwältigenden Reaktionen. Die Therapie als neue, positive Beziehungserfahrungen kann Symbolisierungsfähigkeit ermöglichen. Freud betonte, dass selbst in extremen Zuständen wie halluzinatorischer Verworrenheit oft ein normaler Anteil des Selbst in einem »Winkel der Seele« verborgen bleibt. Die psychodynamische Perspektive differenziert dabei zwischen psychotischen und nicht-psychotischen Persönlichkeitsanteilen. In klinisch remittierten Phasen fungiert das Ich als Vermittler, wodurch eine Anpassung an die Umwelt ermöglicht wird. Unter Belastung kann die vermittelnde Funktion des Ichs jedoch nachlassen, was zu labiler Selbstkohärenz und psychotischer Dekompensation führen kann.

Wichtig

Die therapeutische Herausforderung besteht darin, Übertragung, etwa die sogenannte entleerende Übertragung und die damit einhergehende entleerte Gegenübertragung, auszuhalten und zu analysieren. Eine erfolgreiche Therapie erfordert eine verlässliche Mischung aus Nähe und Distanz, wobei der / die Therapeut:in die Rolle eines allmächtigen Gegenübers unbedingt vermeiden sollte.

Arbeits- und Informationsmaterial

INFO 36 Besonderheiten in der Therapie psychotischer Störungen

Das Informationsblatt soll Besonderheiten im therapeutischen Kontakt mit Patient:innen mit Schizophrenie aufzeigen. Es bereitet auf den Umgang mit schwierigen therapeutischen Situationen vor.

INFO 37 Was ist Schizophrenie?

Das Informationsblatt verschafft Patient:innen einen Überblick über das Krankheitsbild, um über das eigene Symptombild nachdenken zu können.

AB 35 Dynamik der Psychose

Das Arbeitsblatt soll einen chronologischen Ablauf der Entstehung einer Psychose exemplarisch aufzeigen. Es hilft Patient:innen dabei, das Vorfeld einer sich anbahnenden Psychose besser zu erkennen. Individuell auf den Patienten oder die Patientin angepasst sollte das Arbeitsblatt unbedingt auch gemeinsam innerhalb der Therapie besprochen werden.

AB 36 Therapieziele bei Schizophrenie

Das Arbeitsblatt bietet unterschiedliche Perspektiven auf Genesung und Heilung an. Patient:innen sollen dabei erfahren, was sich alles verändern könnte, und vor allem die eigenen Ziele evaluieren.

AB 37 Mein innerer guter Ort

Das Arbeitsblatt unterstützt Patient:innen dabei, einen guten innerer Ort als mentalen Rückzugsort zu etablieren und zu visualisieren.

Besonderheiten in der Therapie psychotischer Störungen

Die Herausforderungen in der Behandlung psychotischer Störungen sind vielfältig und umfassen sowohl konkrete als auch psychodynamische Aspekte.

- **Praktische Herausforderungen**

  Praktische Aspekte wie die Einbindung realer Triaden, Umgang mit Krisen und psychiatrischen Notfällen, Medikamentenverwaltung und die Interaktion mit Angehörigen und Kliniken.

- **Vielfältigkeit der Symptome**

  Psychotische Störungen präsentieren eine breite Palette von Symptomen, darunter Verfolgungsängste, das Hören von Stimmen, das Gefühl, getrieben zu sein, und Antriebsverlust. Diese Symptome können die Fähigkeit des Patienten oder der Patientin zur Teilnahme an der Therapie erheblich beeinträchtigen.

- **Soziale Isolation**

  Aufgrund ihrer Symptome können Patient:innen wahrnehmen, dass andere Menschen mit Befremden oder Zurückhaltung auf sie reagieren. Dies kann zu sozialer Isolation führen, da die Interaktion mit anderen schwierig wird. Freund:innen und Familienmitglieder können sich oft hilflos fühlen und möglicherweise den Kontakt einschränken.

- **Kommunikationsschwierigkeiten**

  Die Verständigung zwischen Therapeut:in und Patient:in kann aufgrund der Symptome gestört sein. Patient:innen können Schwierigkeiten haben, ihre Gedanken und Gefühle effektiv zu kommunizieren, was die therapeutische Arbeit erschwert.

- **Folgeprobleme**

  Psychotische Episoden können zu unfreiwilligen Psychiatrieaufenthalten führen. Diese Hospitalisierungen können das Leben der Betroffenen stark beeinflussen und zu sozialem Abstieg führen. Darüber hinaus sind Menschen mit psychotischen Störungen oft mit Stigmatisierung konfrontiert, die ihre Fähigkeit zur gesellschaftlichen Integration und beruflichen Entwicklung beeinträchtigen kann.

- **Angst vor Rückfällen**

  Nach einer akuten psychotischen Episode leiden viele Patient:innen unter einer anhaltenden Angst vor erneuten Symptomen und Kontrollverlust. Dies kann das Selbstvertrauen und die Fähigkeit, ein normales Leben zu führen, erheblich beeinträchtigen.

Besonderheiten in der Therapie psychotischer Störungen

▶ **Hoffnungslosigkeit**

Die Erfahrung einer psychotischen Episode kann bei den Betroffenen den Eindruck hinterlassen, dass mit ihnen als Person etwas grundlegend nicht in Ordnung ist. Sie können das Gefühl haben, nie wieder ein normales Leben führen zu können. Diese Annahmen führen oft zu tiefer Hoffnungslosigkeit und können die Fähigkeit der Patient:innen, die Störung zu bewältigen, erheblich beeinträchtigen. Ein wichtiger Aspekt der Therapie besteht darin, diese Hoffnungslosigkeit anzugehen und den Glauben an die Möglichkeit der Besserung zu stärken.

▶ **Übertragungsraum**

In dieser speziellen therapeutischen Umgebung können intensive, aversive Gefühle bei Therapeut:innen auftreten, Kommunikationsprobleme durch Konkretismus entstehen und die Fähigkeit, die Gegenübertragung zu handhaben, ist entscheidend.

▶ **Unreife Abwehrmechanismen in der therapeutischen Beziehung**

Psychotische Patient:innen zeigen oft unreife Abwehrmechanismen wie Spaltung, Idealisierung/Entwertung und projektive Identifizierung, die Therapeut:innen erkennen und konstruktiv behandeln müssen.

▶ **Ertragen und Gestalten pathologischer Beziehungsmodi**

In der Therapie dieser Patient:innen sind pathologische Beziehungsmodelle mit intensiven Ängsten, Misstrauen und Aggressionen vorhanden. Therapeut:innen müssen diese Emotionen aushalten und sie in den therapeutischen Prozess einbeziehen, um eine sinnvolle Behandlung zu ermöglichen.

Tipp

Insgesamt erfordert die Behandlung psychotischer Störungen ein feinfühliges und differenziertes Vorgehen, um diese Dynamiken zu verstehen sowie ein umfassendes Verständnis der konkreten Herausforderungen innerhalb der psychodynamischen Prozesse, um effektiv und unterstützend intervenieren zu können. Josi Rom (2013) beschreibt die Psychosentherapie als »Quantenphysik der Psychoanalyse«, innerhalb dessen die »normalen Regeln der Psychoanalyse« sich auflösen.

INFO 37 • P

Was ist Schizophrenie?

Schizophrenie ist eine komplexe psychische Erkrankung, die das Denken, Fühlen und Verhalten beeinflusst. Sie kann zu Halluzinationen, Wahnvorstellungen, Denkstörungen und einem veränderten emotionalen Erleben führen.

Symptome. Zu den Symptomen von Schizophrenie gehören Halluzinationen (das Hören oder Sehen von Dingen, die nicht real sind), Wahnvorstellungen (feste Überzeugungen, die trotz gegenteiliger Beweise bestehen bleiben), Denkstörungen (Schwierigkeiten, klare Gedanken zu fassen) und negative Symptome wie sozialer Rückzug und emotionale Flachheit.

Ursachen. Die genauen Ursachen von Schizophrenie sind nicht vollständig bekannt, aber es wird angenommen, dass eine Kombination aus genetischen, neurobiologischen und Umweltfaktoren eine Rolle spielt. Ein familiäres Risiko und frühe Lebensbelastungen können das Risiko erhöhen. Es ist sehr wichtig, die eigene Lebensgeschichte und daraus entstehende, mögliche Herausforderungen zu kennen.

Behandlung. Die Behandlung von Schizophrenie umfasst in der Regel eine Kombination aus Medikamenten (Antipsychotika), Psychotherapie, sozialer Unterstützung und gegebenenfalls Rehabilitation. Bei guter therapeutischer Begleitung kann sich die Symptomatik deutlich verbessern.

Bewältigung. Der Umgang mit Schizophrenie kann eine Herausforderung sein, aber es gibt viele Möglichkeiten, um das Leben trotz der Erkrankung zu meistern. Dazu gehören die Einhaltung des Behandlungsplans, die Aufarbeitung der eigenen Biografie, der Aufbau eines Unterstützungsnetzwerks, die Bewältigung von Stress und die Einhaltung eines gesunden Lebensstils.

Formen von Schizophrenie

Die Internationale Klassifikation der Krankheiten (ICD-11) unterscheidet verschiedene Untertypen von Schizophrenie, die auf spezifische Symptommuster und Merkmale hinweisen:

- **Paranoide Schizophrenie (F20.0)**: Diese Form ist durch prominente Wahnvorstellungen oder Halluzinationen gekennzeichnet, die oft paranoide Themen betreffen. Andere kognitive Funktionen können jedoch im Vergleich zu anderen Schizophrenieformen weniger beeinträchtigt sein.
- **Hebephrene Schizophrenie (F20.1)**: Dieser Untertyp ist durch Desorganisation von Denken und Verhalten gekennzeichnet, begleitet von flachen oder inadäquaten Affekten sowie Sprachstörungen. Betroffene zeigen oft ein gestörtes soziales Verhalten.
- **Katatone Schizophrenie (F20.2)**: Hier stehen motorische Störungen im Vordergrund, wie z. B. Stupor, Erregung, Negativismus oder motorische Unbeweglichkeit. Die Betroffenen können auch stereotype Bewegungen ausführen.
- **Undifferenzierte Schizophrenie (F20.3)**: Dieser Untertyp wird verwendet, wenn die Symptome nicht eindeutig in einen der anderen Untertypen passen. Es kann eine Mischung verschiedener Symptome und Merkmale geben, ohne dass ein dominanter Symptombereich vorliegt.
- **Residuale Schizophrenie (F20.5)**: Dies bezieht sich auf Fälle, in denen eine Person in der Vergangenheit eine Schizophrenieepisode erlebt hat, aber derzeit weniger ausgeprägte Symptome zeigt.

Wichtig

Obwohl Schizophrenie eine ernsthafte Erkrankung ist, gibt es viele Menschen, die erfolgreich mit der Erkrankung leben und ein erfülltes Leben führen. Mit der richtigen Behandlung, Unterstützung und Selbstfürsorge gibt es Hoffnung auf Besserung und ein positives Lebensgefühl.

AB 35 • P

Dynamik der Psychose

Um einen erneuten psychischen Einbruch zu verhindern, ist es wichtig, frühzeitig Warnsignale der Veränderung an sich selbst zu erkennen. Dabei soll die Therapie unterstützen. Auch wenn die Dynamik der Psychose äußerst komplex ist und eine Vielzahl von Faktoren umfasst, kann eine Behandlung große Erfolge erzielen. In der Psychose können verschiedene Elemente wie Wahrnehmungsveränderungen, Denkstörungen und emotionale Instabilität auftreten. Eine ganzheitliche Betrachtung der Dynamik der Psychose erfordert ein Verständnis für die zugrunde liegenden Ursachen sowie für die individuellen und sozialen Kontexte, in denen sie auftreten. Reflektieren Sie beim Lesen über Ihre eigene Lebenssituation.

- **Genetische Belastungsfaktoren:**
  Genetische Einflüsse können das Risiko für die Entwicklung einer Psychose erhöhen. Eine familiäre Vorbelastung kann eine Rolle spielen, ist jedoch nicht alleiniger Indikator für das Auftreten einer Psychose.
- **Belastende Lebensereignisse:**
  Traumatische oder stark belastende Lebensereignisse können das Auftreten einer Psychose begünstigen oder verschlimmern. Dazu gehören unter anderem traumatische Kindheitserfahrungen, Verlust von nahestehenden Personen oder schwerwiegende Stresssituationen.
- **Aktuelle Auslöser:**
  Akute Stressoren oder Auslöser können das Auftreten einer Psychose auslösen oder verschlimmern. Dies können beispielsweise plötzliche Veränderungen in der Lebenssituation, Überlastung oder traumatische Ereignisse sein.
- **Veränderung der Wahrnehmung:**
  In einer Psychose können sich Wahrnehmungen verändern, was zu Halluzinationen oder anderen sensorischen Erfahrungen führen kann. Diese können als real wahrgenommen werden, obwohl sie objektiv nicht existieren.
- **Veränderung der Bewertung:**
  Menschen mit Psychose können ihre Wahrnehmungen und Erfahrungen anders bewerten als Personen ohne Psychose. Diese Bewertungen können von ängstigend über verwirrend bis hin zu euphorisch reichen.
- **Veränderung der Gefühle:**
  Emotionen können in einer Psychose stark beeinträchtigt sein. Dies kann zu intensiven oder unangemessenen emotionalen Reaktionen führen, die das Verhalten beeinflussen können.
- **Selektive Aufmerksamkeit:**
  Personen mit Psychose neigen dazu, ihre Aufmerksamkeit auf bestimmte Themen oder Gedanken zu fokussieren, während sie andere Aspekte ihrer Umgebung vernachlässigen. Diese selektive Aufmerksamkeit kann zu einem Verlust des Realitätsbezugs führen.
- **Sicherheitsverhalten:**
  Sicherheitsverhalten sind Strategien, die Personen mit Psychose anwenden, um mit ihren Wahrnehmungen oder Ängsten umzugehen. Diese Verhaltensweisen können dazu dienen, die Angst vor bestimmten Situationen zu reduzieren, sind jedoch nicht immer hilfreich oder realitätsnah.
- **Sozialer Rückzug:**
  Aufgrund der Wahrnehmungsveränderungen und emotionalen Belastungen neigen Menschen mit Psychose manchmal dazu, sich sozial zurückzuziehen. Dies kann zu Isolation und Einsamkeit führen und die psychische Gesundheit weiter beeinträchtigen.

AB 36 • P

Therapieziele bei Schizophrenie

Auf diesem Arbeitsblatt stehen verschiedene Themengebiete und Beispiele, die unterschiedliche Therapieziele veranschaulichen können. Bitte versuchen Sie, alle sieben Oberkategorien nach ihrer Wichtigkeit für Sie zu bewerten von 1 (gar nicht wichtig) bis 10 (sehr wichtig).

☐ **Symptommanagement**
- ▶ Reduzierung von Wahnvorstellungen und Halluzinationen
- ▶ Verbesserung der Fähigkeit, Realität von Fantasie zu unterscheiden
- ▶ Entwicklung von Bewältigungsstrategien für akute Symptome

☐ **Soziale Integration**
- ▶ Aufbau und Stärkung sozialer Fertigkeiten
- ▶ Förderung von Beziehungen zu Familie, Freunden und Gemeinschaft
- ▶ Teilnahme an sozialen Aktivitäten und Gruppenaktivitäten

☐ **Funktionsfähigkeit im Alltag**
- ▶ Förderung der Selbstversorgung und der Fähigkeit zur Selbstständigkeit
- ▶ Entwicklung von Tagesstruktur und Routinen
- ▶ Unterstützung bei der Bewältigung von finanziellen und rechtlichen Angelegenheiten

☐ **Stressbewältigung**
- ▶ Erlernen von Entspannungstechniken wie Meditation oder Progressive Muskelentspannung
- ▶ Identifizierung von Stressauslösern und Entwicklung von Bewältigungsstrategien
- ▶ Förderung von Selbstreflexion und Achtsamkeit im Umgang mit Stresssituationen

☐ **Medikamentenadhärenz**
- ▶ Schulung über die Bedeutung und die Wirkung von Medikamenten
- ▶ Förderung der regelmäßigen Einnahme von verschriebenen Medikamenten
- ▶ Bewältigung von Nebenwirkungen und Umgang mit möglichen Bedenken oder Vorbehalten gegenüber Medikamenten

☐ **Psychosoziale Rehabilitation**
- ▶ Unterstützung bei der beruflichen Wiedereingliederung und beruflichen Rehabilitation
- ▶ Förderung von Bildungs- und Weiterbildungsmöglichkeiten
- ▶ Unterstützung bei der Wohnungssuche und beim unabhängigen Wohnen

☐ **Selbstmanagement und Selbstfürsorge**
- ▶ Förderung von Selbstbewusstsein und Selbstakzeptanz
- ▶ Entwicklung von Strategien zur Selbstregulation und -kontrolle
- ▶ Aufbau eines Unterstützungsnetzwerks und Förderung von Selbsthilfegruppen

Meine wichtigsten drei Therapieziele:

(1) ....

(2) ....

(3) ....

AB 37 • P

Mein innerer guter Ort

Ein guter innerer Ort ist ein mentaler Rückzugsort oder eine mentale Oase, die Menschen sich selbst schaffen, um Ruhe, Sicherheit und Entspannung zu finden. Dieser Ort existiert nur in der Vorstellung, aber er kann sehr real und kraftvoll sein, um Stress abzubauen und emotionale Stabilität zu fördern.

Tipp

Ein guter innerer Ort kann unterschiedliche Formen annehmen, je nach den individuellen Vorlieben und Bedürfnissen einer Person. Zum Beispiel kann es sich um einen ruhigen Strand, einen einsamen Waldweg, einen gemütlichen Raum oder sogar eine abstrakte Vorstellung wie ein Gefühl von Liebe und Geborgenheit handeln. Wichtig ist, dass dieser innere Ort für die Person positiv und sicher ist. Es sollte ein Ort sein, an dem sie sich wohl und geschützt fühlen, an dem sie zur Ruhe kommen und neue Energie tanken können.

Bitte nehmen Sie sich kurz Zeit und visualisieren diesen Ort. Dieses Arbeitsblatt soll dazu dienen, diesen aufzumalen, auszugestalten und gegebenenfalls auf Ihre Bedürfnisse anzupassen.

Mein innerer guter Ort:

13 Die Psychodynamik der Persönlichkeitsstörungen

13.1 Die Psychodynamik der Narzisstischen Persönlichkeitsstörung

Psychodynamische Überlegungen

Die charakteristischen Verhaltens- und Erlebensmuster der Narzisstischen Persönlichkeitsstörung zeichnen sich durch zwei sehr unterschiedliche Perspektiven aus: Zum einen besteht ein starkes Bedürfnis nach Grandiosität, Aufmerksamkeit sowie eine schillernde Wirkung auf andere zu haben, zum anderen ein geringer Selbstwert, eine erhöhte Kränkbarkeit mit einer einhergehenden geringen Kritikfähigkeit.

Wichtig

Bei der Entwicklung einer Narzisstischen Persönlichkeitsstörung handelt es sich um einen pathologischen Versuch der Selbstwertregulation, bei dem eine instabile Selbstwertigkeit durch die Aktivierung eines übermäßig positiven Selbstbildes kompensiert wird. Gleichzeitig erfolgt oft eine Identifikation mit einem idealisierten Objekt. Die scheinbare Stabilisierung des narzisstischen Selbst erfolgt durch die (oft aggressive) Herabsetzung anderer Menschen.

In Anlehnung an den griechischen Mythos des Narziss, der aus Faszination vom eigenen Spiegelbild in den Tod geht, bezeichnet der Begriff *Narzissmus* im Rahmen der psychodynamischen Theoriebildung vorerst die Selbstliebe und Ich-Bezogenheit. Seit seiner Einführung 1914 hat der Begriff eine komplexe Entwicklung durchlaufen. Einen ersten Schwerpunkt bildet dabei die Unterscheidung zwischen dem primären oder reinen Narzissmus und dem sekundären oder entstellten Narzissmus, welche vorerst nicht als pathologische (Störungs-)Begriffe verwendet wurden, sondern als allgemeine Entwicklungsschritte. Der primäre Narzissmus wird als pränataler Zustand symbolisch verwendet, in dem das Kind sich selbst als Objekt wählt. Im weiteren Verlauf kommt es zur Entwicklung des sekundären Narzissmus, der nach der Zuwendung zu äußeren Objekten entsteht und durch die Abhängigkeit von diesen sowie einer daraus entstehenden narzisstischen Wunde charakterisiert wird. Weiterführend beschrieb Freud eine Verbindung zwischen Narzissmus, Selbstwertgefühl und Ich-Ideal. Beeinträchtigungen im primären Narzissmus sowie daraus resultierende narzisstische Störungen werden in dieser Perspektive als Abweichungen von einem individuellen Idealzustand des Wohlbefindens und der Selbstachtung angesehen. Das Selbstwertgefühl, das den emotionalen Wert darstellt, den wir unserer eigenen Person zuschreiben, spielt dabei eine entscheidende Rolle. Die ambivalente Haltung gegenüber diesem Gefühl des Wertes und der eigenen Würde ist eng mit der Empfindung von Scham verbunden. Scham wird dabei als eine Art Wächter beschrieben, der die menschliche Würde bewacht. Heute wird das Konzept des primären Narzissmus in der Praxis selten angewendet, aber die Verbindung von Narzissmus, Selbstwertgefühl und Ich-Ideal bleibt relevant. Die Entwicklungen konzentrieren sich heute mehr auf die affektive Regulierung des Selbstwertes. Kohut und Kernberg trugen maßgeblich zur Weiterentwicklung des Narzissmuskonzepts bei.

Kohut prägte den Begriff des Selbst als Zentrum des seelischen Universums (1976, 1979) und entwickelte eine eigenständige Theorie, die sich von traditionellen psychodynamischen Ansätzen unterscheidet. Inspiriert vom Ich-Psychologen Heinz Hartmann differenzierte er zwischen dem Ich und dem Selbst, wobei das Selbst die gesamte Person umfasst. Kohut identifizierte drei grundlegende Selbstobjekt-Bedürfnisse: Spiegelung, Idealisierung und Gleichheit / Zugehörigkeit. Diese Bedürfnisse, insbesondere in der frühen Kindheit, formen das Selbst und beeinflussen die Entwicklung von

Selbstwertgefühl und Selbstachtung. Kohut betonte die lebenslange Notwendigkeit von Selbstobjekt-Beziehungen für die Aufrechterhaltung des Selbstgefühls. Die narzisstische Persönlichkeitsstörung erklärt er durch eine Frustration des kindlichen Bedürfnisses nach Zuwendung. In der Therapie akzeptiert Kohut eine idealisierende Übertragung ohne Analyse und fördert Bewunderung als angemessene Haltung. Er beschrieb narzisstische Wut als Reaktion auf ein verletztes Selbstwertgefühl. Kohut entmoralisierte narzisstische Bedürfnisse und sah sie als Verzerrungen gesunder Selbstobjekt-Bedürfnisse. Die Selbstpsychologie fokussiert auf das Selbst und seine Selbstobjekt-Erfahrungen, und Kohut betonte die Bedeutung von Beziehungen und Empathie für eine gesunde Entwicklung. Ein pathologischer Narzissmus, wie Kohut es beschreibt, entwickelt sich, wenn die Eltern entweder dauerhaft unzureichend auf Bedürfnisse reagieren oder die Frustration traumatisch ist. Ein häufiges Anzeichen dafür ist das anhaltende Verlangen nach Bewunderung und Anerkennung.

Die Objektbeziehungstheorie von Kernberg (1975), eingebettet in die Tradition von Psychoanalytiker:innen wie Melanie Klein, W.R.D. Fairbairn und Harry Guntrip, sieht die Entwicklung psychischer Strukturen als Resultat von Internalisierungsprozessen. Objekte der äußeren Welt entsprechen dabei den inneren Objekt-Repräsentanzen. Eine Objekt-Beziehung setzt sich nach Kernberg aus Selbst-Repräsentanz, Objekt-Repräsentanz und einem verbindenden Affekt zusammen. Diese Triaden bilden die Bausteine der kindlichen psychischen Struktur, die im Laufe der Zeit zu umfassenden Selbst- und Objekt-Bildern verschmelzen. Die Kernidee besagt, dass Beziehungen den Mittelpunkt der seelischen Entwicklung bilden und innere Strukturen aufbauen. Das Ich entwickelt sich primär durch die Integration früher Erfahrungen, die zu Ich-Strukturen werden. Schwere Psychopathologien resultieren laut Kernberg aus defizitären, internalisierten Objektbeziehungen. Die Ich-Strukturen organisieren sich durch Assimilation, Introjektion, Identifikation und Synthese. Im Kontext narzisstischer Persönlichkeitsstörungen definiert Kernberg gesunde und pathologische Narzissmusformen. Ein stabiles Selbstkonzept führt zu einem gesunden Narzissmus, während ein pathologischer Narzissmus durch schwache, fragmentierte Selbst-Repräsentanzen gekennzeichnet ist. Kernbergs Diagnosekriterien beinhalten ausgeprägte Selbstbezogenheit, Grandiositätsvorstellungen, mangelnde echte Gefühle und eine Neigung zu narzisstischer Wut.

Zusammenfassung

Kernberg sieht, im Unterschied zu Kohut, die Diagnose Narzisstischer Persönlichkeitsstörungen in Koexistenz von Minderwertigkeitsgefühlen und Grandiosität als zentral an. Narzisstische Wut und Neid spielen dabei eine Schlüsselrolle und sollen in der Therapie konfrontiert werden.

Behandlungsperspektiven

Narzisstische Persönlichkeitsstörungen zeigen sich in komplexen interaktionellen Störungen, die tief im Kontaktverhalten der Betroffenen verwurzelt sind. Diese Störungen manifestieren sich durch die dualistische Natur der narzisstischen Persönlichkeit, die sowohl eine grandiose als auch eine vulnerable Seite umfasst. Die grandiose Seite fungiert als Bewältigungsstrategie für die Emotionen und Kognitionen der vulnerablen Seite, welche von intensiven Schamgefühlen, Ängsten und Hilflosigkeit geprägt ist. Als Fundament für diese doppelte Selbstwertregulation wird ein Grundkonflikt bezüglich Nähe und Distanz (nach Rudolf, 2009) beschrieben. Dieser beruht auf einer fehlenden (frühkindlichen) Erfahrung, überhaupt Nähe zu einem Gegenüber herzustellen, bzw. dass diese Nähe nicht maligne sein muss.

In der therapeutischen Arbeit mit narzisstischen Patient:innen erscheinen eine flexible Beziehungsgestaltung und Merkmale von Empathie, Akzeptanz und Kongruenz des therapeutischen Gegenübers als essenziell. Um die Etablierung von Metakommunikation über Beziehungserlebnisse zu ermöglichen, scheint eine kontinuierliche Arbeit an Beziehungsthemen (z. B. Abbrüche von Beziehungen) im therapeutischen Binnenraum und in den Außenbeziehungen von großer Wichtigkeit. Rudolf (2009) entwickelte dafür drei therapeutische Haltungen, die verschiedene Möglichkeiten bieten, Beziehungen zu reflektieren:

(1) Die therapeutische Haltung, sich hinter den / die Patient:in zu stellen, also die uneingeschränkte Unterstützung der Patient:innen einzunehmen, ermöglicht es dem therapeutischen Gegenüber, die Perspektive der Patient:innen zu verstehen und mitzufühlen, indem die eigenen Erfahrungen und Emotionen genutzt werden. Diese Haltung beinhaltet Identifizierung, emotionale Verarbeitung, Mitgefühl, Bereitstellung von Hilfs-Ich-Funktionen und therapeutische Fürsorge.

(2) Die therapeutische Haltung, sich gegenüber den / der Patient:in zu stellen, bedeutet, dass das therapeutische Gegenüber wohlwollend die eigene emotionale Reaktion mitteilt und diese Position zur Konfrontation nutzt, um die Wahrnehmung der Realität und Eigenverantwortung zu fördern.

(3) Die therapeutische Haltung, sich neben den / die Patient:in zu stellen, bedeutet, gemeinsam die Situation zu untersuchen, und ermöglicht, das Erleben aus einer distanzierten Perspektive zu betrachten und zur Reflexion anzuregen. Dies fördert die Verarbeitung des Erlebten und bestärkt dazu sich, auf Augenhöhe dem oder der anderen zu öffnen.

Die beiden etablierten psychodynamischen Therapieformen der Übertragungsfokussierten Psychotherapie (TFP) sowie der Mentalisierungsbasierten Therapie (MBT) kommen bei dieser Patientengruppe häufig zum Einsatz. Zentral ist dabei der ressourcenorientierter Ansatz, der Patient:innen nicht als krank betrachtet, sondern als kompetente und selbstbestimmte Gegenüber. Die therapeutische Beziehung wird auf Augenhöhe angeboten, wobei der / die Therapeut:in je nach Therapieansatz einen empathisch-validierenden oder -konfrontativen Stil wählt. Selbstreflexion und -kontrolle des therapeutischen Gegenübers sind entscheidend, um die Gegenübertragung zu reflektieren, eigene Fehler zu akzeptieren und mit Provokationen angemessen umzugehen.

13.2 Die Psychodynamik der Borderline-Persönlichkeitsstörung

Psychodynamische Überlegungen

Die Borderline-Persönlichkeitsstörung ist durch Instabilität in den Bereichen Emotionen, Beziehungen, Selbstbild und Impulskontrolle gekennzeichnet. Zwischenmenschliche Beziehungen sind oft von extremer Nähe und anschließender Entfremdung geprägt, was zu emotionaler Instabilität und Unsicherheit führt. Das Selbstbild ist instabil, was Identitätskrisen und Gefühle der Leere hervorrufen kann. Zudem zeigt sich eine geringe Impulskontrolle, die sich in impulsiven und selbstschädigenden Verhaltensweisen manifestiert, oft als Bewältigungsmechanismus für starke emotionale Belastungen. Die spezifischen Merkmale der Patient:innen zeigen sich im Rahmen einer Identitätsdiffusion, welche mit einem inkohärenten Selbst- und Fremdempfinden einhergeht. Es handelt sich dabei um eine psychische Instabilität, die sich in einer Diffusität der Vorstellung der Betroffenen über den Selbstwert äußert und sich im häufigen Wechsel von Über- und Unterschätzung des Selbst sowie des Objekts zeigt. Vor allem offenbaren sich diese durch Probleme in interpersonellen Beziehungen und einer großen Ambivalenz zwischen Angst vor Nähe und Angst vor Alleinsein. Dabei entstehen sowohl Idealisierungen abwesender oder herbeigesehnter Objekte, gefolgt von Entwertungen zur Schaffung von Distanz. Die überwiegende Nutzung unreifer Abwehrmechanismen (Spaltung, Idealisierung und Entwertung, Projektive Identifikation) kann meist auf frühkindliche Beziehungsstörungen und Beziehungstraumata zurückgeführt werden. Die Ätiologie der Borderline-Persönlichkeitsstörung wird als multifaktoriell beschrieben und umfasst sowohl eine genetische Veranlagung, neurobiologische Faktoren, frühe Kindheitstraumata, Störungen der Bindung und Umweltfaktoren, als auch Stressfaktoren und traumatische Ereignisse.

Trauma wird als vitales Diskrepanzerlebnis definiert, das in einem Spannungsverhältnis zwischen bedrohlichen Situationsfaktoren und den individuellen Bewältigungsmöglichkeiten steht. Diese Erfahrung geht mit Gefühlen von Hilflosigkeit und schutzlosem Ausgeliefertsein einher und führt zu einer dauerhaften Erschütterung des Selbst- und Weltverständnisses. Potenziell traumatisierende Situationen setzen sich aus zu vielen Eindrücken in zu kurzer Zeit zusammen, verbunden mit einer objektiv oder subjektiv existenzbedrohenden Botschaft. Wenn zusätzlich (Todes-)Angst, Kontrollverlust und Handlungsunfähigkeit auftreten, kann die traumatische Reaktion als natürlicher Verarbeitungsweg einer abnormalen Erfahrung verstanden werden. Traumatische Erlebnisse lassen sich in verschiedene Typen einteilen:

- **Trauma Typ 1, man made**: einmalige Ereignisse (z. B. Verkehrsunfälle)
- **Trauma Typ 1, nicht man made**: einmalige Ereignisse (z. B. Naturkatastrophen)
- **Trauma Typ 2, man made**: wiederkehrende Situationen (z. B. Vernachlässigung)
- **Trauma Typ 2, nicht man made**: wiederkehrende Situationen (z. B. Erkrankung mit rezidivierendem Charakter)
- **Trauma Typ 3, kumulatives Trauma**: häufige Wiederholung und mögliche Eskalation von interpersoneller Gewalt in der Familie. Da diese Gewalt durch Handlungen oder Unterlassungen bedeutender Bezugspersonen verursacht wird, kann dies auch als Beziehungstrauma bezeichnet werden (Fischer & Riedesser, 2009).

Aktuelle Forschungsergebnisse (zum Beispiel bezüglich Studien zur kPTBS) weisen auf die Enge des Traumabegriffs hin und betonen die wichtige Rolle der frühkindlichen Beziehungserfahrungen. Die Verarbeitung psychischer Traumata folgt einem Verlaufsmodell (Fischer & Riedesser, 2009), das drei aufeinanderfolgende Phasen umfasst:

(1) Situation: Die traumatische Situation umfasst äußere und innere Umstände, die traumatische Reaktionen auslösen. Sie kann als Ereignis-Erlebnis-Zusammenhang betrachtet werden, wobei individuelle Unterschiede das traumatisierende Potenzial beeinflussen.

(2) Reaktion: Die traumatische Reaktion repräsentiert psychologische und physiologische Abwehr- und Bewältigungsversuche als normale Antwort auf außergewöhnliche Situationen.

(3) Prozess: Der traumatische Prozess ist der lebensgeschichtliche Bewältigungsversuch nach den Ereignissen, der langfristige Auswirkungen auf die Entwicklung haben kann.

Frühkindliche Traumata, darunter sexueller und tätlicher Missbrauch, emotionale Vernachlässigung und Verlusterfahrungen, werden überwiegend in den nondeklarativen Gedächtnissystemen gespeichert. Diese Erfahrungen beeinflussen die Selbststruktur negativ und können durch Belastungssituationen im Erwachsenenleben reaktiviert werden. Als Bewältigungsmechanismus traumatischer Erfahrungen fungiert die Dissoziation als Unterbrechung und Fragmentierung, reduziert die Einströmung von Reizen, führt zu einem Rückzug vom Bewusstsein und dient somit der Verminderung überwältigender Emotionen. Ferenczi (1933) betont, dass es keinen Schock oder Schreck ohne Andeutungen einer Persönlichkeitsspaltung gibt. Einen weiteren Bewältigungsversuch traumatischer Erfahrungen zeigt die Introjektion traumatisierender Objekte und die Externalisierung fremder Anteile durch projektive Identifizierung. Verfolgende Anteile werden außerhalb des Selbst erlebt, kehren jedoch zurück, wenn das Projektionsobjekt verschwindet, was zu Panik, Desorganisation und Suizidfantasien führen kann. Das destruktiv erlebte Objekt bleibt von essenzieller Bedeutung und es gibt keine Emanzipation von der realen Präsenz dieses Objekts.

Wichtig

Aus heutiger psychodynamischer Sicht resultiert die Borderline-Persönlichkeitsstörung hauptsächlich aus einer erfolglosen Ablösung von den elterlichen Primärobjekten. Daraus resultiert ein Mangel an internalisierter Triangulierung, Symbolisierungs- und Denkstörungen aufgrund beibehaltener Omnipotenz sowie Intoleranz gegenüber Trennungen. Diese Dynamiken führen zur Spaltung der Objektrepräsentanzen in ausschließlich gute oder böse Objekte, wobei geringfügige Versagungen ein bisher als gut erlebtes Objekt sofort in ein böses umwandeln können. Die durch die intrapsychische Widersprüchlichkeit erlebte Spannung wird durch Verleugnung, projektive Identifikation, Idealisierung, Entwertung und vor allem Spaltungsvorgänge abgewehrt.

Hysterie. Triebpsychologische und Ich-psychologische Ansätze haben sich ausschließlich mit der Hysterie beschäftigt und weniger mit dem heutigen Konzept der Borderline-Persönlichkeitsstörung, obwohl letztere einige Ähnlichkeiten mit dem damaligen Hysteriebegriff aufweist. Ursprünglich galt die Hysterie als ausschließlich weibliche Erkrankung, verbunden mit bestimmten Persönlichkeitsmerkmalen. Manche Erscheinungsformen wurden als Widerstand gegen männliche Dominanz gedeutet. In der Geschichte der Psychoanalyse spielte die Hysterie eine bedeutende Rolle, da sie eine der ersten psychischen Störungen war, mit der Freud und Josef Breuer in ihren Fallstudien und Theorien intensiv arbeiteten und schließlich die psychoanalytische Theorie zu entwickeln. Die Hysterie wurde von Freud und anderen Psychoanalytiker:innen als eine psychische Störung angesehen, bei der emotionale Konflikte und traumatische Erlebnisse in unbewussten Prozessen zu körperlichen Symptomen führen können.

In der Hypothese der Selbstpsychologie nach Kohut (1979) wird ein Trauma-Entwicklungsarretierungsmodell vorgeschlagen. Aufgrund traumatischer frühkindlicher Beziehungen bleibt das fragile Selbst auf einem Entwicklungsniveau fixiert, bei dem die archaische Selbstobjektbeziehung notwendiger Halt für die instabilen psychischen Strukturen bleibt und eine Weiterentwicklung kaum zulässt. Die Borderline-Persönlichkeitsstörung bezieht Kohut auf eine Störung der Entwicklung des Selbst und der Selbstobjekte (sogenanntes Defizitmodell). Er sieht die Patient:innen als tragische (dabei unschuldige) Opfer traumatischer Interferenzen in deren Entwicklung, vor allem aufgrund einer mangelnder Responsivität der Selbstobjekte.

Im Rahmen der Objektbeziehungstheorie werden Schwierigkeiten in der Entwicklung gesunder Objektrepräsentanzen aufgrund meist desolater frühkindlicher Bedingungen als ursächlich für die Spaltungstendenz in ausschließlich gute und ausschließlich böse Objekte betrachtet. Die Internalisierung dieser kaum ausdifferenzierten Objekte beeinflusst die Selbstanteile. Kernberg (1976) sieht die Ursachen der Symptomatik in Störungen der Identität, der Abwehrvorgänge sowie der Realitätsprüfung. Konflikte entstehen zum einen aus den konkurrierenden Anteilen des bipolaren Selbst sowie aus dem Verlangen nach, der Furcht vor und der Abwehr von Selbstobjektbedürfnissen (sogenannte Konflikttheorie). Die Patient:innen reinszenieren innerhalb der Therapie die (frühen) Konflikte zwischen Liebe und Hass.

Wichtig

Zusammenfassend weisen Patient:innen mit einer Borderline-Persönlichkeitsstörung Schwierigkeiten darin auf, gute und schlechte Aspekte in ihren Objektbeziehungen zu integrieren, was Intimität erschwert und zu verzerrten inneren Bildern (und oftmals interpersonellen Missverständnissen) führt. Zudem besteht ein großer Leidensdruck durch immer wieder erlebte Enttäuschungen und Erfahrungen des Verlassen- bzw. Betrogen-Werdens, die die Patient:innen trotz des eigenen Anteils wahrnehmen.

Behandlungsperspektiven

Die Behandlung von Borderline-Persönlichkeitsstörungen umfasst in der Regel mehrere Schritte innerhalb des Window of Tolerance (Siegel, 1999):

- **Stabilisierung:** In der ersten Phase der Behandlung liegt der Fokus auf der Stabilisierung der Patient:innen. Das Ziel besteht darin, ihre emotionale Regulation zu verbessern, die Selbstverletzungstendenz zu reduzieren und eine Basis für weitere therapeutische Arbeit zu schaffen.
- **Konfrontation:** Nach der Stabilisierung folgt die Phase der Konfrontation, in der die Patient:innen sich schrittweise schwierigeren Emotionen und traumatischen Erlebnissen stellen. Dabei werden verschiedene therapeutische Ansätze verwendet, um die Bewältigungsfähigkeiten zu stärken und negative Muster zu durchbrechen, z. B. mit der Beobachtertechnik oder Eye Movement Desensitization and Reprocessing (EMDR).
- **Integration:** Die abschließende Phase der Behandlung zielt darauf ab, das Gelernte zu integrieren und die Selbstakzeptanz zu fördern. Dies beinhaltet oft die Arbeit an der Identität, der Selbstwahrnehmung und der zwischenmenschlichen Beziehungen. Strategien zur Förderung von Eigenverantwortung und Selbstfürsorge werden verstärkt, um langfristige Stabilität zu unterstützen.

Auch bei der Borderline-Persönlichkeitsstörung wird die Wirksamkeit der beiden etablierten psychodynamischen Therapieformen, der Übertragungsfokussierten Psychotherapie (TFP) und der Mentalisierungsbasierten Therapie (MBT) betont. Beide Therapieansätze beziehen sich auf frühe psychologische Konflikte (TFP) oder Funktionen (MBT) in der Persönlichkeitsentwicklung, wobei TFP die Integration von aggressiven und libidinösen Objektbeziehungen betont und MBT die Fähigkeit zur Mentalisierung in den Mittelpunkt stellt. Sowohl die TFP als auch die MBT basieren auf einem psychodynamischen Verständnis der Persönlichkeit und legen während der Therapie besonderen Wert auf das Erleben von Emotionen. Beide Ansätze setzen auf einen stabilen Rahmen für die Behandlung, erfordern ein aktives Engagement seitens der Therapeut:innen und konzentrieren sich auf das gegenwärtige Erleben der Patient:innen, wobei sie weniger auf biografisches Material eingehen. Ein wesentlicher Unterschied zwischen den beiden Ansätzen besteht in ihrer Herangehensweise und ihrem Verständnis der therapeutischen Beziehung. Während die MBT einen hauptsächlich interaktionellen und explorativen Ansatz verfolgt, interpretiert die TFP die therapeutische Beziehung als Übertragungsgeschehen, das von innerer Aggression und intrapsychischen Konflikten geprägt ist.

Unabhängig von dem Verfahren liegt ein entscheidender Schwerpunkt dabei auf dem Aufbau einer vertrauensvollen therapeutischen Beziehung, die von Interesse und Empathie geprägt ist, sich aber häufig auch für Therapeut:innen aufgrund der durch die Patient:innen und ihre Übertragungen inszenierten Situationen als schwierig gestaltet. Es ist ein herausforderndes Arbeiten, das viel Toleranz und, besonders im Hinblick auf teils intensive Gegenübertragungsgefühle, ein hohes Maß an Reflexion und Regulation voraussetzt. Zudem benötigen Therapeut:innen einen offenen innerpsychischen Raum, um gut die Emotionen der Patient:innen containen zu können. Das therapeutische Ziel ist es, gesündere Bewältigungsstrategien zu entwickeln, um den Herausforderungen des Alltags besser zu begegnen. Die Therapie ist in der Regel langfristig und erfordert eine intensive Zusammenarbeit zwischen Therapeut:in und Patient:in. Zudem gilt es angesichts der Impulsivität und emotionalen Instabilität von Borderline Patienten:innen Kriseninterventionen mit einzuplanen. Die psychodynamische Therapie dieser Patientengruppe erfordert ein hochfrequentes Setting, um eine intensive emotionale Anbindung zu ermöglichen. Eine dauerhaft erfolgreiche Psychotherapie erfordert die Internalisierung eines überwiegend guten therapeutischen Objekts, die eine sorgfältige Stabilisierung und Auflösung der Übertragungsvorgänge bedarf.

Arbeits- und Informationsmaterial

INFO 38 Besonderheiten in der Therapie der Narzisstischen Persönlichkeitsstörung
Das Informationsblatt soll Besonderheiten im therapeutischen Kontakt mit Patient:innen mit einer Narzisstischen Persönlichkeitsstörung aufzeigen. Es bereitet Therapeut:innen außerdem auf den Umgang mit schwierigen therapeutischen Situationen vor.

INFO 39 Besonderheiten in der Therapie der Borderline-Persönlichkeitsstörung
Das Informationsblatt zeigt Besonderheiten im therapeutischen Kontakt mit Patient:innen mit Borderline-Persönlichkeitsstörung auf. Es bereitet außerdem auf den Umgang mit schwierigen therapeutischen Situationen vor.

INFO 40 Biopsychosoziales Modell der Persönlichkeitsstörung
Das Informationsblatt soll Patient:innen über das biopsychosoziale Modell der Persönlichkeitsstörungen aufklären. Es integriert biologische, psychologische und soziale Faktoren, die gemeinsam zur Entwicklung und Aufrechterhaltung von Persönlichkeitsstörungen beitragen. Möglicherweise könnte auch innerhalb der Therapie über dieses Modell diskutiert werden.

AB 38 Bewältigung von Dissoziationen und Flashbacks
Das Arbeitsblatt bietet unterschiedliche Reaktionsmöglichkeiten für Patient:innen im Vorfeld von oder während dissoziativen Zuständen oder Flashbacks. Diese Möglichkeiten sollten vorab innerhalb der Therapie besprochen werden.

AB 39 Meine Beziehungen
Das Arbeitsblatt dient dazu, über die eigenen Beziehungen zu reflektieren. Aufgrund der häufigen interpersonellen Konflikte bei Menschen mit Persönlichkeitsstörungen ist es sinnvoll, immer wieder aus der Metaperspektive über Beziehungen und die daraus entstehenden Gefühle und Handlungen nachzudenken.

AB 40 Wiederholungen in Beziehungen
Das Arbeitsblatt dient dazu, über die eigenen Beziehungen und die sich wiederholenden Muster nachzudenken. Aufgrund der häufigen interpersonellen Konflikte bei Menschen mit Persönlichkeitsstörungen ist es sinnvoll, immer wieder aus der Metaperspektive über Wiederholungen in Beziehungen und die daraus entstehenden Gefühle und Handlungen zu reflektieren.

Besonderheiten in der Therapie der Narzisstischen Persönlichkeitsstörung

Die Therapie von narzisstischen Patient:innen erfordert ein hohes Maß an Empathie und Geduld, vor allem im Umgang mit schwierigen therapeutischen Situationen, die bei dieser Patientengruppe sehr häufig entstehen (z. B. offene Abwertung von Therapeut:innen). Folgende Besonderheiten spielen zudem eine entscheidende Rolle bei der Gestaltung der therapeutischen Beziehung.

▶ **Kongruenz und Echtheit**

Kongruenz bedeutet, dass Therapeut:innen im Einklang mit dem eigenen Erleben sind, während Echtheit ein transparentes, authentisches Verhalten einschließt. Patient:innen mit diesem Störungsbild haben oft ein feines Gespür für die Echtheit der Therapeut:innen und stellen diese auf die Probe.

▶ **Selbstenthüllung / Partielle Selbstoffenbarung**

Die Selbstoffenbarung von Therapeut:innen, bei der über eigene Erfahrungen und Herausforderungen gesprochen wird, kann dazu beitragen, Patient:innen eine menschliche, nicht bedrohliche Seite zu zeigen. Zudem reguliert diese Form der Intervention eine Regression, da das In-Erscheinung-Treten als (private) Person die Projektionsfläche »Therapeut:in« minimiert. Dies geschieht stets im Rahmen der professionellen Abstinenz und Wahrung der Anonymität.

▶ **Umgang mit Grenzüberschreitungen**

Narzisstische Patient:innen neigen zu manipulativem Verhalten. Aufgabe der Therapeut:innen ist dabei, Grenzüberschreitungen zu erkennen und wertschätzend zu konfrontieren, um die Bedürfnisse nach Akzeptanz und Kontakt zu erfüllen einerseits, dabei andererseits aber auch modellhaft eigene Grenzen zu wahren.

▶ **Umgang mit Therapieabbrüchen**

Therapieabbrüche sind bei narzisstischen Patient:innen häufig. Therapeut:innen sollten einfühlsam und engagiert reagieren, um die Patient:innen wieder zur Therapie zu motivieren und eine korrigierende Beziehungserfahrung anzubieten.

▶ **Übertragungsgeschehen**

Im Rahmen von Spiegelübertragungen sucht der / die Patient:in nach einem anderen Menschen, der ihn / sie anerkennt, lobt und bewundert (in der Begrifflichkeit der Selbstpsychologie die Suche nach einem annehmenden und bestätigenden Selbstobjekt). Im Rahmen der Idealisierung projiziert der / die Patient:in hierbei eigene grandiose Selbstanteile auf den / die Therapeut:in, sieht in ihm / ihr außerordentliche, besondere positive Eigenschaften und erlebt somit das therapeutische Gegenüber als Teil des narzisstischen Selbst.

Besonderheiten in der Therapie der Narzisstischen Persönlichkeitsstörung

- **Verschmelzungsfantasien**

  Patient:innen sehen das therapeutische Gegenüber als eine Erweiterung des eigenen Selbst, das kein eigenes Zentrum von Initiative hat, sondern nur zur Befriedigung der Bedürfnisse der Patient:innen existiert.

- **Abwertung**

  Patient:innen zeigen dieses Verhalten insbesondere, wenn sie eine zu große Nähe zum therapeutischen Gegenüber und damit zur vulnerablen Seite des eigenen Narzissmus erleben. Diese Abwertung kann sehr deutlich und konfrontativ sein, oder sich z. B. auch hinter Gleichgültigkeit verbergen.

- **Umgang mit Neid**

  Hierbei sieht der / die Patient:in Anteile eigener idealisierter Selbstfantasien durch den / die Therapeut:in verkörpert und ist mit seinem / ihrem eigenen Mangel bzw. Defekt konfrontiert. Der Neid ist somit im Sinne einer negativen externen Attribution auch eine Abwehrstrategie gegenüber Schamgefühlen der eigenen vulnerablen Seite.

Abschließend fordert diese spezifische Patientengruppe dazu auf, im Rahmen der therapeutischen Selbsterfahrung eigene Größenfantasien und den Umgang mit Neid und Konkurrenz selbstkritisch zu reflektieren. Dies kann hilfreich dabei sein, den Übertragungsraum besser zu verstehen und wirksam in und an der therapeutischen Beziehung zu arbeiten.

INFO 39 • T

Besonderheiten in der Therapie der Borderline-Persönlichkeitsstörung

Die Arbeit mit Borderline-Patient:innen ist in der psychodynamischen Praxis besonders anspruchsvoll, da die Gegenübertragung oft als Wiederholung unbewältigter Beziehungserfahrungen erlebt wird. Neben vielen individuellen Faktoren, beispielsweise ob und wenn ja, in welcher Form traumatische Erlebnisse biografisch vorliegen, gibt es einige häufig auftretenden Besonderheiten.

- **Die Gegenübertragung ist von Polarität geprägt**
  Die Gegenübertragung kann von stark komplementär (d. h., der / die Therapeut:in versucht, die Bedürfnisse des / der Patient:in zu erfüllen) bis konkordant (d. h., der / die Therapeut:in stimmt mit den dysfunktionalen Mustern des / der Patient:in überein) stark variieren.

- **Bewusste Entziehung in der Gegenübertragung**
  Eine bewusste Zurückhaltung in der Gegenübertragung kann Raum für veränderungswirksame Prozesse und die Exploration eigener Gefühle und Reaktionen schaffen.

- **Traumatisierende Übertragung**
  Patient:innen können in der Therapie starke Gegenübertragungsphänomene auslösen, wie ein Gefühl der Leere oder das Unvermögen zu klarem Denken bei den Therapeut:innen. Die traumatisierende Übertragung stellt eine spezifische Belastung in der therapeutischen Beziehung da, auch wenn sich dadurch möglicherweise der Umgang und die Verarbeitung mit dem traumatischen Erlebnis verändern kann. In der Gegenübertragung besteht die Gefahr der traumatischen Wiederholung der Hilflosigkeit, wenn der / die Therapeut:in den Übergriffen der Patient:innen nicht standhalten kann, was zu Freeze und Fragmentierung führen kann (Holderegger, 2014).

- **Herausforderungen in der Therapie**
  Patient:innen mit Borderline-Persönlichkeitsstörung zeigen häufig selbst- und / oder fremdaggressive Verhaltensweisen und brechen Therapien häufig ab. Zudem tritt komorbid häufig Substanzmissbrauch auf, was die Behandlung erschweren kann.

- **Appellative Suizidfantasien**
  Die Therapie erfordert ein wertschätzendes und professionelles Reagieren auf Suizidfantasien. Der Umgang mit der interaktionellen Komponente dieser, sowie die Wucht auch im Rahmen der Gegenübertragung benötigt fachliche Kompetenz und regelmäßigen kollegialen / supervisorischen Austausch.

Diese Phänomene spielen eine wichtige Rolle in der therapeutischen Dynamik und erfordern eine differenzierte und sensibilisierte Herangehensweise seitens des therapeutischen Gegenübers.

INFO 40 • P

Biopsychosoziales Modell der Persönlichkeitsstörung

Das biopsychosoziale Modell der Persönlichkeitsstörung bietet einen umfassenden Rahmen zur Erklärung und Erforschung dieser komplexen psychischen Zustände. Es integriert biologische, psychologische und soziale Faktoren, die gemeinsam zur Entwicklung und Aufrechterhaltung von Persönlichkeitsstörungen beitragen.

- **Biologische Prädispositionen** spielen eine wichtige Rolle bei der Anfälligkeit für Persönlichkeitsstörungen. Genetische Veranlagungen können bestimmte Persönlichkeitsmerkmale beeinflussen und die Vulnerabilität für psychische Störungen erhöhen. Neurobiologische Untersuchungen haben gezeigt, dass bestimmte neurochemische und neuroanatomische Unterschiede bei Personen mit Persönlichkeitsstörungen auftreten können, was auf eine biologische Grundlage für diese Störungen hinweist.

- **Schwierige frühe Beziehungserfahrungen** sind ein weiterer wichtiger Faktor bei der Entstehung von Persönlichkeitsstörungen. Traumatische oder vernachlässigende Bindungserfahrungen während der Kindheit können zu einer gestörten Entwicklung von Bindungsmustern und zwischenmenschlichen Beziehungen führen. Diese frühkindlichen Erfahrungen prägen die Art und Weise, wie eine Person sich selbst und andere wahrnimmt, und beeinflussen die Entwicklung von Bewältigungsstrategien und Abwehrmechanismen.

- **Schwierigkeiten in der Gefühlswahrnehmung und -regulation** sind häufige Merkmale von Persönlichkeitsstörungen. Betroffene können Schwierigkeiten haben, ihre eigenen Emotionen zu erkennen, zu verstehen und angemessen damit umzugehen. Dies kann zu impulsivem Verhalten, Stimmungsschwankungen und Schwierigkeiten bei der Regulation von Stress führen.

- **Konflikthaftes Erleben und Handeln** sind ebenfalls charakteristisch für Persönlichkeitsstörungen. Betroffene können sich in zwischenmenschlichen Beziehungen oft konfliktreich und ambivalent verhalten, was zu Instabilität und emotionaler Dysregulation führen kann. Diese Konflikte können sowohl intern, zwischen verschiedenen Teilen der Persönlichkeit, als auch extern, in Beziehungen zu anderen, auftreten.

Wichtig

Insgesamt verdeutlicht das biopsychosoziale Modell der Persönlichkeitsstörung die Vielschichtigkeit und Komplexität dieser psychischen Erkrankungen. Es betont die Wechselwirkungen zwischen biologischen, psychologischen und sozialen Faktoren und unterstreicht die Bedeutung einer ganzheitlichen Herangehensweise an Diagnose, Behandlung und Prävention von Persönlichkeitsstörungen.

AB 38 • P

Bewältigung von Dissoziationen und Flashbacks

Im Folgenden finden Sie einige Techniken, um dissoziative Zustände oder Flashbacks zu bewältigen:

- Erkennen Sie den Zustand bewusst: »Dies ist ein dissoziativer Zustand (bzw. Flashback)«, und erinnern Sie sich daran, dass er vorübergehen wird.
- Orientieren Sie sich neu: Benennen Sie, was Sie sehen und hören, Ihren Namen, Ihren Wohnort usw.
- Klären Sie sich über den Zweck des Verhaltens auf: Erkennen Sie, dass bestimmtes Verhalten Sie früher geschützt hat, aber dass Sie jetzt andere Möglichkeiten haben.
- Finden Sie eine beruhigende Formulierung: »Ich bin jetzt erwachsen und sicher.«
- Halten Sie Ihre Augen geöffnet und spüren Sie den Boden unter Ihren Füßen.
- Halten Sie einen beruhigenden Gegenstand und nehmen Sie ihn bewusst wahr.
- Aktivieren Sie sich durch etwas Kaltes, wie z. B. Eiswürfel oder kaltes Wasser über Ihre Hände, Arme oder Gesicht.
- Hören Sie beruhigende oder »erdende« Musik.
- Betonen Sie den Unterschied zwischen damals und jetzt, indem Sie das aktuelle Datum, Ihren Standort und Ihr Alter laut aussprechen.
- Schaffen Sie sich einen »inneren sicheren Ort« in Ihrer Vorstellung.
- Atmen Sie bewusst ein und aus, konzentrieren Sie sich besonders auf das Ausatmen.
- Beschäftigen Sie Ihre Sinne mit verschiedenen Aktivitäten wie Lesen, Musik hören, Berühren von Gegenständen usw.
- Bewegen Sie sich durch Spazierengehen, Tanzen oder andere körperliche Aktivitäten.
- Beschäftigen Sie sich mit den Händen, zum Beispiel durch Schreiben, Malen oder Handarbeiten.
- Seien Sie mitfühlend mit sich selbst und geben Sie sich selbst liebevolle Unterstützung.
- Umgeben Sie sich mit unterstützenden Menschen, die Ihnen Sicherheit geben.
- Sprechen Sie sich selbst beruhigende Gedanken zu, wenn Sie mit vertrauten Personen zusammen sind.
- Visualisieren Sie, wie Sie belastende Erfahrungen vorübergehend in einem mentalen Safe verstauen.

Tipp

Wiederholen Sie diese Techniken regelmäßig, bis sie automatisiert sind und Ihnen in schwierigen Situationen automatisch zur Verfügung stehen. Es braucht Zeit, bis sie sich in Ihr Verhalten einprägen, aber mit Übung wird es einfacher.

Meine Beziehungen

Denken Sie einmal an eine bestimmte Beziehung. Diese kann freundschaftlicher, partnerschaftlicher, familiärer oder beruflicher Natur sein:

Was bedeutet diese Beziehung für mich:

....

Warum ist diese Beziehung für mich wichtig oder unwichtig:

....

Was ist mein Eindruck über die andere Person:

....

Was ist der Eindruck der anderen Person über mich:

....

Wie pflege ich diese Beziehung:

....

Wie löse ich Konflikte in dieser Beziehung:

....

Wie kann ich diese Beziehung beenden:

....

Woran erkenne ich, dass die Beziehung gut ist:

....

Tipp

Wiederholen Sie diese Reflexionen für unterschiedliche Beziehungen.

Wiederholungen in Beziehungen

Beziehungen bestimmen unser Leben und sind gleichzeitig sehr komplex. Manchmal wiederholt sich etwas in unserem Erleben und / oder unserem Verhalten, welches häufig im Zusammenhang mit unseren frühkindlichen Beziehungserlebnissen steht. Die Therapie soll dabei helfen, diese Muster zu entdecken. Dafür ist es wichtig, zunächst einmal über die Dynamik zwischen Ihnen und Ihrem Gegenüber nachzudenken. Bitte füllen Sie die folgenden vier Zeilen in Bezug auf unterschiedliche Beziehungen in Ihrem Leben aus:

Angriff: Ich erlebe andere immer wieder so, dass sie …

....

....

....

Reaktion: Ich erlebe mich immer wieder so, dass ich andere …

....

....

....

Beziehungsangebot: Andere erleben mich immer wieder, dass ich …

....

....

....

Nahegelegte Antwort: Andere erleben sich gegenüber mir immer wieder so, dass sie …

....

....

....

Literatur

Abraham, K. & Cremerius, J. (1972). Schriften zur Theorie and Anwendung der Psychoanalyse: Eine Auswahl. Frankfurt a. M.: Athenäum.

Arbeitskreis OPD (2015). Operationalisierte Psychodynamische Diagnostik OPD-2. Das Manual für Diagnostik und Therapieplanung. Bern: Huber.

Argelander, H. (1970). Das Erstinterview in der Psychotherapie. Darmstadt: Wissenschaftliche Buchgesellschaft.

Argelander, H. (1992). Das Erstinterview in der Psychotherapie (4. Aufl.). Darmstadt: Wissenschaftliche Buchgesellschaft.

Bateman, A. W. & Fonagy, P. (2004). Mentalization-Based Treatment of BPD. Journal of Personality Disorders, 18(1), 36–51.

Beutel, M. E., Wiltink, J. & Subic-Wrana, C. (2012). Psychodynamische Therapie von Angststörungen. Angststörungen: Klinik, Forschung, Therapie, 266.

Bion, W. (1970). Aufmerksamkeit und Deutung. Frankfurt am Main: Brandes & Apsel.

Blagys, M. D. & Hilsenroth, M. J. (2000). Distinctive features of short-term psychodynamic-interpersonal psychotherapy: A review of the comparative psychotherapy process literature. Clinical Psychology: Science and Practice, 7(2), 167–188.

Blatt, S. J. (1974). Levels of object representation in anaclitic and introjective depression. The Psychoanalytic Study of the Child, 29, 107–157.

Boessmann, U., Remmers, A. & Reimer, C. (2011). Das Erstinterview: Praxis der psychodynamischen Anamneseerhebung, Diagnostik, Indikationsstellung und Therapieplanung. Berlin: Deutscher Psychologen-Verlag.

Böker, H. (2018). Hysterien, Konversionen, Psychosomatosen: Zur Bedeutung des Körpers im kulturellen Wandel. In H. Böker, P. Hoff & E. Seifritz (Hrsg.) Psychosomatik heute. Psychosomatik in Klinik und Forschung (S. 29–66). Göttingen: Hogrefe.

Boll-Klatt, A., Kohrs, M., Hoffmann, S. O. & Richter, R. (2018). Praxis der psychodynamischen Psychotherapie: Grundlagen – Modelle – Konzepte (2. Aufl.). Stuttgart: Schattauer.

Brosig, B., Papavassilis, C. & Möhring, P. (2006). Dekonstruktion als psychoanalytische Hermeneutik. In V. Luif, G. Thoma & B. Boothe (Hrsg.), Beschreiben – Erschließen – Erläutern. Psychotherapieforschung als qualitative Wissenschaft. Lengerich: Pabst.

Buchheim, P. & Doering, S. (2007). Die Übertragungsfokussierte Psychotherapie (TFP) der Borderline-Persönlichkeitsstörung. PiD – Psychotherapie im Dialog, 8(4), 323–327.

Cierpka, M. & Arbeitskreis zur Operationalisierung Psychodynamischer Diagnostik (Hrsg.). (2014). Operationalisierte Psychodynamische Diagnostik OPD-2: Das Manual für Diagnostik und Therapieplanung (3. Auflage). Bern: Huber.

Clarkin, J. F. & Levy, K. N. (2006). Psychotherapy for patients with borderline personality disorder: Focusing on the mechanisms of change. Journal of Clinical Psychology, 62(4), 405–410.

Clarkin, J. F., Levy, K. N., Lenzenweger, M. F. & Kernberg, O. F. (2007). Evaluating Three Treatments for Borderline Personality Disorder: A Multiwave Study. American Journal of Psychiatry, 164(6), 922–928.

Crits-Christoph, P., Baranackie, K., Kurcias, J., Beck, A., Carroll, K., Perry, K., Luborsky, L., McLellan, A., Woody, G., Thompson, L., Gallagher, D. & Zitrin, C. (1988). Meta-Analysis of Therapist Effects in Psychotherapy Outcome Studies. Psychotherapy Research, 1(2), 81–91.

Dahlbender, R. W. & Tritt, K. (2011). Einführung in die Operationalisierte Psychodynamische Diagnostik (OPD). Psychotherapie, 16(1), 28–39.

Dahlke, R. (1996). Krankheit als Symbol: Handbuch der Psychosomatik Symptome, Be-Deutung, Bearbeitung, Einlösung (3. Aufl.). Gütersloh: Bertelsmann.

Egle, U. T., Hoffmann, S. O., Lehmann, K. A. & Nix, W. A. (2003). Handbuch chronischer Schmerz: Grundlagen, Pathogenese, Klinik und Therapie aus biopsycho-sozialer Sicht. Stuttgart: Schattauer.

Erikson, E. H. (1950). Childhood and society. New York: W W Norton & Co.

Ermann, M. (2012). Angst und Angststörungen: Psychoanalytische Konzepte. Stuttgart: Kohlhammer.

Etzersdorfer, I. & Ley, M (2002). Menschenangst. Die Angst vor dem Fremden. Berlin, Bodenheim bei Mainz: Philo.

Fenichel, O. (1983). Psychoanalytische Neurosenlehre. Berlin: Ullstein.

Ferenczi, S. (1933). Sprachverwirrung zwischen den Erwachsenen und dem Kind:(Die Sprache der Zärtlichkeit und der Leidenschaft). Internationale Zeitschrift für Psychoanalyse, 19(1-2), 5–15.

Fischer, G. & Riedesser, P. (2009). Lehrbuch der Psychotraumatologie. München: Ernst Reinhardt.

Freud, S. (1894a). Die Abwehr-Neuropsychosen. Versuch einer psychologischen Theorie der acquirierten Hysterie, vieler Phobien und Zwangsvorstellungen und gewisser hallucinatorischer Psychosen. Neurol. Zentralbl., 13, 362-364, 402-409. GW I, 59-74.

Freud, S. (1895g). Über Hysterie. GW Nachtragsband, 328-341, 342-351.

Freud, S. (1900a). Die Traumdeutung. GW II/III.

Freud, S. (1905d). Drei Abhandlungen zur Sexualtheorie. GW V, 27, 33-145.

Freud, S. (1905e 1901). Bruchstücke einer Hysterieanalyse. GW V, 1-119.

Freud, S. (1912b). Zur Dynamik der Übertragung. GW VIII, 364-374.

Freud, S. (1913c). Zur Einleitung der Behandlung. Weitere Ratschläge zur Technik der Psychoanalyse I. GW VIII, 454-478.

Freud, S. (1914g). Erinnern, Wiederholen und Durcharbeiten. Weitere Ratschläge zur Technik der Psychoanalyse II. GW X, 126-136.

Freud, S. (1915c). Triebe und Triebschicksale. GW X, 210-232.

Freud, S. (1916/17). Vorlesungen zur Einführung in die Psychoanalyse. GW XI.

Freud, S. (1916-1917g 1915). Trauer und Melancholie. GW X, 428-446.

Gallagher-Thompson, D. & Steffen, A. M. (1994). Comparative effects of cognitive-behavioral and brief psychodynamic psychotherapies for depressed family caregivers. Journal of Consulting and Clinical Psychology, 62(3), 543.

Garner, D. M. (1993). Pathogenesis of anorexia nervosa. The Lancet, 41/26, 1631, 1634.

Goetzmann, L., Siegel, A. & Ruettner, B. (2020). The axis of psychosomatic totality, the concept of psychosomatic conversion, and the process of somatic disorganization. European Journal of Psychoanalyses, 7, 1.

Greenson, R. R. (2000). Technik und Praxis der Psychoanalyse. Stuttgart: Klett-Cotta.

Hell, D. (2009). Von deprimiert zu depressiv? (Teil 2) Selbstbild und psychische Störungen in der spätmoderne. Schweizerische Ärztezeitung, 20, 823–825.

Holderegger, H. (2014). Die Bedeutung der Übertragung und Gegenübertragung im Alltag und in der Psychotherapie. Psychotherapie-Wissenschaft, 4(1), 35–42.

Jaeggi, E. (2005). Angst: die tiefenpsychologische Betrachtungsweise. Psychotherapie im Dialog, 6, 4, 370–375.

Kapfhammer, H. P. (2008). Therapeutische Ansätze bei psychischen Störungen nach Traumatisierungen. Psychiatria Danubina, 20(4), 532–545.

Kernberg, O. F. (1975). Borderline-Störungen und pathologischer Narzissmus. Frankfurt/Main: Suhrkamp.

Kernberg, O. F. (1976). Objektbeziehungen und Praxis der Psychoanalyse. Stuttgart: Klett-Cotta.

Kernberg, O. F. (2013). Affekt, Objekt und Übertragung-Aktuelle Entwicklungen der psychoanalytischen Theorie und Technik. Gießen: Psychosozial.

Klein, M. (1928). Frühstadien des Ödipuskonfliktes. Frühstadien des Ödipuskomplexes. Frühe Schriften. Berlin: S. Fischer.

Klußmann, R. (2015). Konversion als psychosomatische Erkrankung. Zum Verständnis der Konversion heute. Psychotherapie, 20–21.

Kohut, H. (1976). Narzißmus: Frankfurt am Main: Suhrkamp.

Kohut, H. (1979). Die Heilung des Selbst: Frankfurt am Main: Suhrkamp.

König, K. (1981). Angst und Persönlichkeit: das Konzept vom steuernden Objekt und seine Anwendungen. Göttingen: Vandenhoeck & Ruprecht.

Krystal, H. (1997). Desomatization and the Consequences of Infantile Psychic Trauma. Psychoanalytic Inquiry, 17, 2, 126–150.

Küchenhoff, J. (1997). Leibliche Begegnung, Körpersymptom, Köperbild. In W. Kämmerer (Hrsg.), Körpersymptom und Psychotherapie. Der Umgang mit dem Symptom: Zur Spannung zwischen krankem Körper und Person. Frankfurt/Main: VAS –Verlag für Akademische Schriften.

Laplanche, J. & Pontalis, J.-B. (2022). Das Vokabular der Psychoanalyse (22. Aufl.). Frankfurt am Main: Suhrkamp.

Leichsenring, F. (2001). Comparative effects of short-term psychodynamic psychotherapy and cognitive-behavioral therapy in depression: a meta-analytic approach. Clinical Psychology Review, 21(3), 401–419.

Leichsenring, F. (2004). Vertiefungsband psychoanalytische und tiefenpsychologisch fundierte Therapie. Gießen: Psychosozial.

Leichsenring, F. (2008). Effectiveness of Long-term Psychodynamic Psychotherapy: A Meta-analysis. JAMA, 300(13), 1551.

Leichsenring, F. & Leibing, E. (2003). The effectiveness of psychodynamic therapy and cognitive behavior therapy in the treatment of personality disorders: A meta-analysis. American Journal of Psychiatry, 160(7), 1223–1232.

Leichsenring, F., Beutel, M. E. & Leibing, E. (2008). Psychoanalytisch-orientierte Fokaltherapie der sozialen Phobie. Psychotherapeut, 53(3), 185–197.

Leuzinger-Bohleber, M. & Weiß, H. (2014). Psychoanalyse, die Lehre vom Unbewussten: Geschichte, Klinik und Praxis. Stuttgart: Kohlhammer.

Luborsky, L. (2013). Einführung in die analytische Psychotherapie: ein Lehrbuch. Heidelberg: Springer.

Maina, G., Forner, F. & Bogetto, F. (2004). Randomized controlled trial comparing brief dynamic and supportive therapy with waiting list condition in minor depressive disorders. Psychotherapy and Psychosomatics, 74(1), 43–50.

Marty, P., de M'uzan, M. & David, C. (1968). L'investigation psychosomatique. Revue Philosophique de la France Et de l'Etranger, 158, 143–144.

Mentzos, S. (2017). Lehrbuch der Psychodynamik: Die Funktion der Dysfunktionalität psychischer Störungen. Göttingen: Vandenhoeck & Ruprecht.

Milrod, B. (1997). Manual of panic-focused psychodynamic psychotherapy. Washington: American Psychiatric Pub.

Nickel, R. & Egle, U. T. (2006). Psychological defense styles, childhood adversities and psychopathology in adulthood. Child Abuse & Neglect, 30(2), 157–170.

Petry, X. (2016). Zur Geltung von Erkenntnissen in der Psychotherapieforschung. Psychotherapie-Wissenschaft, 6(1), 17–29.

Reich, G. (2001). Ambulante psychodynamische Therapie der Bulimie und Anorexie. In G. Reich & M. Cierpka (Hrsg.), Psychotherapie der Essstörungen (S. 68–93). Stuttgart: Thieme.

Reinecke, A., Schöps, D. & Hoyer, J. (2006). Sexual dysfunctions in patients of a CBT university outpatient clinic: Frequency, recognition, and treatment. Verhaltenstherapie, 16, 3.

Richter-Appelt, H. (2007). Psychoanalyse und sexuelle Funktionsstörungen. In V. Sigusch (Hrsg.), Sexuelle Störungen und ihre Behandlung (S. 145–154). Stuttgart: Thieme.

Rilke, R. M. (1945). Briefe an einen jungen Dichter: mit den Briefen von Franz Xaver Kappus. Insel-Bücherei Band 406. Leipzig: Insel.

Rom, J. (2013). Schizophrenien: Wissen – Verstehen – Handeln: Brücken bauen zwischen Wahnwelten und Realität. Göttingen: Vandenhoeck & Ruprecht.

Rudolf, G. (2003). Störungsmodelle und Interventionsstrategien in der psychodynamischen Depressionsbehandlung / Etiological models and therapeutic techniques in the psychodynamic treatment of depression. Zeitschrift für psychosomatische Medizin und Psychotherapie, 49(4), 363–376.

Rudolf, G. (2009). Psychotherapie der Persönlichkeitsstörungen in der tiefenpsychologischen und analytischen Richtlinienpsychotherapie. PTT-Persönlichkeitsstörungen: Theorie und Therapie, 13(1), 3–14.

Rudolf, G. (2010). Psychodynamische Psychotherapie: Die Arbeit an Konflikt, Struktur und Trauma. Stuttgart: Schattauer.

Ruettner, B., Siegel, A. & Goetzmann, L. (2015). »Der Sprung ins Imaginäre«–zur behandlungstechnischen Verwendung psychosomatischer Körpersymptome. Psyche, 69(8), 714–736.

Sandler, J., Dare, C. & Holder, A. (2001). Die Grundbegriffe der psychoanalytischen Therapie. Stuttgart: Klett-Cotta.

Shapiro, D. A., Rees, A., Barkham, M. & Hardy, G. (1995). Effects of treatment duration and severity of depression on the maintenance of gains after cognitive-behavioral and psychodynamic-interpersonal psychotherapy. Journal of Consulting and Clinical Psychology, 63(3), 378–387.

Siegel, D. J. (1999). The developing mind: Toward a neurobiology of interpersonal experience. New York: Guilford Press.

Stern, D. N. (2003). Die Lebenserfahrung des Säuglings (8. Aufl.). Stuttgart: Klett-Cotta.

Thomä, H. & Kächele, H. (2006). Psychoanalytische Therapie (3. Aufl.). Berlin: Springer.

Uexküll, T. von, Adler, R. & Herzog, W. (Hrsg.). (2011). Psychosomatische Medizin: Theoretische Modelle und klinische Praxis (7. Aufl.). München: Elsevier, Urban & Fischer.

Waller, E. & Scheidt, C. E. (2006). Somatoform disorders as disorders of affect regulation: A development perspective. International Review of Psychiatry, 18, 1, 13–24.

Winnicott, D. W. (1969). Übergangsobjekte und Übergangsphänomene. Psyche, 23(9), 666–682.

Weiss, J. (1986). Theory and clinical observations. In J. Weiss, H. Sampson & the Mount Zion Psychotherapy Research Group (Eds.), The Psychoanalytic Process: Theory, ClinicalObservation, and Empirical Research. New York: Guilford Press.

Weiss, J. (1993). How Psychotherapy Works. New York: Guilford Press.

Wolfersdorf, M. (1992). Hilfreicher Umgang mit Depressiven. Göttingen: Hogrefe.

Zwiebel, R. (2019). Die innere Couch: Psychoanalytisches Denken in Klinik und Kultur. Gießen: Psychosozial-Verlag.

Effektiv am Selbstwert arbeiten

Viele Menschen, die eine Psychotherapie beginnen, haben zum Ziel, ihr Selbstwertgefühl zu verbessern.

Die Autoren legen ihrer Selbstwerttherapie die Annahme zugrunde, dass Menschen nicht eine, sondern drei Vorstellungen von sich selbst haben: Bin-Ich, Soll-Ich und Wunsch-Ich. Selbstwertprobleme entstehen dementsprechend, wenn Diskrepanzen zwischen diesen drei Selbstbildern bestehen: »Ich bin nicht so, wie ich sein sollte oder wie ich gern wäre«. Aus dieser Diskrepanz leiten sich Übungen und Interventionen ab. Sie zielen darauf,

- das Bin-Ich zu korrigieren, Verzerrungen aufzuheben und das Selbstbild zu vervollständigen,
- das Soll-Ich zu entmachten und seine Regeln auszusortieren,
- das Wunsch-Ich auszuleuchten und sich ihm schrittweise anzunähern.

Der Therapie-Tools-Band enthält als erste Materialiensammlung zum Thema rund 150 Arbeits- und Informationsblätter, die in die Behandlung von Menschen mit Selbstwertproblemen eingebunden werden können.

Aus dem Inhalt
Einführung: Selbstwert und Selbstwertprobleme • 1 Vorbereitungsphase • 2 Arbeit am Soll-Ich • 3 Arbeit am Bin-Ich • 4 Annäherung an das Wunsch-Ich • 5 Der Selbstwert der Therapeut*innen

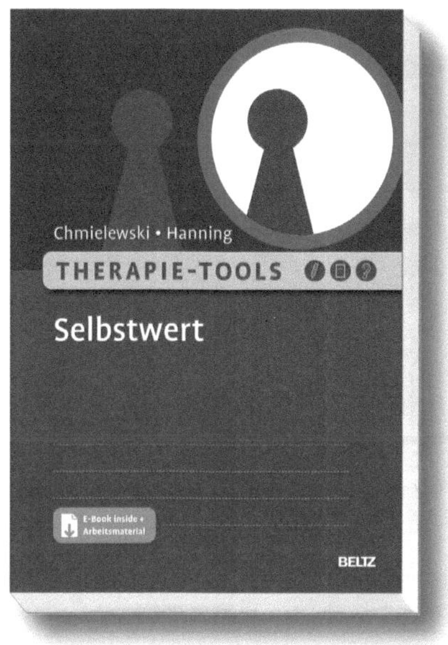

Fabian Chmielewski •
Sven Hanning
Therapie-Tools Selbstwert
Mit E-Book inside und Arbeitsmaterial
2021. 266 Seiten. Broschiert
ISBN 978-3-621-28706-7
ISBN 978-3-621-28707-4 (PDF)